[美] 乔·安·史道格-琼斯（Jo Ann Staugaard-Jones） 著 徐晴颐 译 邱源 审校

瑜伽功能解剖学

基于肌肉结构与功能的精准瑜伽体式图解

U0251052

人民邮电出版社

北　京

图书在版编目（CIP）数据

瑜伽功能解剖学：基于肌肉结构与功能的精准瑜伽体式图解 /（美）乔·安·史道格-琼斯著；徐晴颐译. — 北京：人民邮电出版社，2019.6
ISBN 978-7-115-48011-8

Ⅰ. ①瑜… Ⅱ. ①乔… ②徐… Ⅲ. ①瑜伽—图解 Ⅳ. ①R793.51-64

中国版本图书馆CIP数据核字（2018）第041723号

免责声明

本书内容旨在为大众提供有用的信息。所有材料（包括文本、图形和图像）仅供参考，不能替代医疗诊断、建议、治疗或来自专业人士的意见。所有读者在需要医疗或其他专业协助时，均应向专业的医疗保健机构或医生进行咨询。作者和出版商都已尽可能确保本书技术上的准确性以及合理性，并特别声明，不会承担由于使用本出版物中的材料而遭受的任何损伤所直接或间接产生的与个人或团体相关的一切责任、损失或风险。

内 容 提 要

本书由人体运动学家、拥有 30 余年丰富教学经验的乔·安·史道格-琼斯专业写作。全书借助 230 幅解剖及真人示范彩图，介绍了头部、颈部、脊柱、核心区、肩部、手臂、臀部和腿部等不同身体部位的肌肉的解剖学结构和动作功能，并详细讲解了对这些肌肉起到针对性功能强化作用的瑜伽体式的执行步骤、肌肉及关节工作原理、动作要点和平衡体式。不论是刚刚开始练习瑜伽的初学者，还是经验丰富的瑜伽老师及瑜伽爱好者，都能从本书中获得指导。

- ◆ 著　　　　[美] 乔·安·史道格-琼斯（Jo Ann Staugaard-Jones）
- 　　译　　　　徐晴颐
- 　　责任编辑　刘　蕊
- 　　责任印制　周昇亮
- ◆ 人民邮电出版社出版发行　　北京市丰台区成寿寺路 11 号
- 　　邮编　100164　电子邮件　315@ptpress.com.cn
- 　　网址　http://www.ptpress.com.cn
- 　　北京印匠彩色印刷有限公司印刷
- ◆ 开本：700×1000　1/16
- 　　印张：11.75　　　　　　　　2019 年 6 月第 1 版
- 　　字数：243 千字　　　　　　 2019 年 6 月北京第 1 次印刷
- 　　著作权合同登记号　图字：01-2016-1243 号

定价：88.00 元

读者服务热线：**(010)81055296**　印装质量热线：**(010)81055316**
反盗版热线：**(010)81055315**
广告经营许可证：京东工商广登字 **20170147** 号

目　录

关于本书

本书采取快速索引指南模式，旨在提供关于瑜伽运动主要涉及的与骨骼肌相关的有用信息。我认为，任何一种瑜伽风格，包括瑜伽体式法"阿萨纳"[1]（这一术语现在已经演化为代指所有的瑜伽动作）在内，都应该以一种舒适、稳定、平衡以及没有任何痛苦的方式进行学习和练习。了解身体和运动的科学可以帮助我们做到这一点。

为了帮助你理解身体的生物力学知识，本书图中标识的每一个肌肉部位都有颜色编码，方便进行参考查阅。另外，本书还有关于肌肉的起点、止点和动作的详尽信息，以满足所有瑜伽运动的学习者、练习者和老师们的要求。本书力求呈现精确的信息，采用清晰明了且方便使用的格式，这一点对于涉及大量术语的解剖学和人体运动学来说尤为重要。因此对专业术语的解释贯穿本书始终。

主要的肌肉都被明确标出，体式图解也有助于向你展示在摆出某一特定姿势时它们是如何工作的。每一个体式都附有意识、动作和对位、方法、小贴士及平衡体式（有助于抵消图示体式影响的姿势）的描述部分。这些知识最重要的作用就是不让我们练习或者教授瑜伽时为自身或其他人带来任何的伤痛。在充分的重视和学习力学之后，我会要求你花点时间学习关于瑜伽生活方式的姿势和动作的本质，因为瑜伽的精神元素和身体要素都值得关注。瑜伽运动是身与心的统一，因此在合适的情况下，更加深刻的一面会被提及，因为它与身体紧密相关。

举个例子，当你以简易坐（Sukhasana）的体式进行冥想时，这个姿势可以是整个过程的开始。但是当呼吸和微妙的能量互相结合时，其本质可能是以达到内在意识为目的的心灵的宁静。探究每一个姿势，并深刻思索"阿萨纳"对你的意义。

在哈达瑜伽（Hatha Yoga，本书所呈现的基本瑜伽形式）中，"atha"被定义为"现在"，瑜伽则是"联合"与"平衡"。

当面临着选择哪一种瑜伽风格进行学习的难题时，我挑选了深厚传统和强大科学相互结合的那一种。哈达瑜伽可以提供非常重要的深呼吸、支持、力量、柔韧性训练，并且确保瑜伽动作均衡、深奥的连续性。我们不仅要关注本书中所提到的简明解剖学知识，也不应忽略人体微妙但却强大的肉体和精神力量。

因此，"阿萨纳"可以用轻松的呼吸、静止和冥想引导你探究自己的内在，因为"瑜伽就是完完全全地把握住头脑漫无目的的趋向"（Tigunait，2014）。

在本书中，你看到的并不是分门别类的各种瑜伽体式，比如"站立式"，而是归类

1　阿萨纳，是帕坦伽利提出的瑜伽八个分支之一。

到某一特定肌肉组织下的瑜伽体式。这也是认识瑜伽运动的另一种方式。

　　作为瑜伽运动的学习者、引导者和推广者，以及作为期待理解自己肉体、精神和心灵层面的人类一员，我们可以把瑜伽看作是通向研究体形和生活哲学——"无伤害"的一张蓝图。

　　人们练瑜伽的原因有很多；无论出发点如何，瑜伽总是一条通向真理的道路，但是如果产生疼痛的话，这条道路就会被堵塞。我在教授瑜伽解剖学和运动机能学的贡献就是帮助人们在进行任何一种体式时都能够远离伤痛，少一些机械和呆板，多一点意识、开放性，并且最终能够找到真正的自我。

乔·安·史道格−琼斯

第1章 运动的身体

神经系统指南

人类的神经系统通过神经元控制身体每个系统的功能，它由两个部分组成。

1. 中枢神经系统（CNS）：包括大脑和脊髓。这个系统让我们能够思考、学习、推理和维持身体平衡。
2. 周围神经系统（PNS）：分布在大脑和脊椎边缘，身体的外侧部位。这个系统帮助我们执行自主和不自主动作，并通过感官感知感觉。

周围神经系统由以下系统构成。

1. 自主神经系统（ANS）：负责调节内部器官和腺体；它控制不自主动作。ANS由三个子系统组成。
   i. 交感神经系统：其活动通常被称为"战斗还是逃跑"的反应。
   ii. 副交感神经系统：调节被称作"休息和消化"的活动。
   iii. 肠道神经系统：控制脊椎动物的消化系统。
2. 躯体神经系统（SNS）：将信息从神经传输到中枢神经系统，然后从中枢神经系统传输至肌肉和感觉纤维；它与自主的肌肉控制相关联。

在本书中，人体学的实践被简单地称作利用身体的智慧。思想、身体和感觉三位一体使身体的非语言交流系统以健康的方式做出反应，这是身体健康的关键。躯体治疗就是与"第六感"（直觉反应）建立联系，使个人健康有所改善，它是倾听直接经验的语言。动觉意识就是其中的一部分：倾听身体，有意识并了解身体在空间中的位置以及从解剖学看所发生的变化对于瑜伽来说是最重要的。均衡和持续的瑜伽练习也会通过神经冲动产生肌肉记忆和智慧。神经系统异常复杂。我们不妨来看一下生殖股神经的路径。

- 是构成腰丛（下脊椎骨腰骶丛的三大组成部分之一）的上部区域。
- 起自L1和L2神经根。
- 出现在腰大肌的前表面，腰丛嵌入其中并有多条分支。
- 分为股支和生殖支。
- 补给股三角上部前方的皮肤。
- 穿过男性的腹股沟管，为睾提肌（覆盖睾丸）和阴囊皮补给。
- 延伸至阴阜和大阴唇皮肤（阴户的前部）。对于男性和女性来说，这些生殖股神经分支的功能就是让你产生感觉。

神经系统不同部位的关系

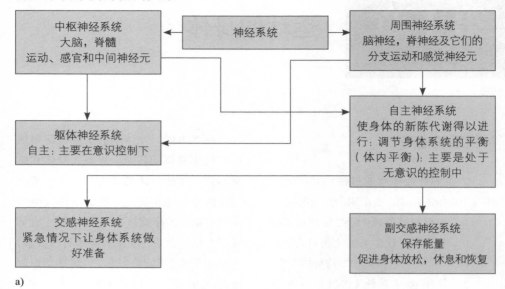

a)

```
┌─────────────────────┐        ┌──────────┐        ┌─────────────────────┐
│    中枢神经系统       │ ◄───── │  神经系统 │ ─────► │    周围神经系统       │
│    大脑，脊髓         │        └──────────┘        │  脑神经，脊神经及它们的│
│  运动、感官和中间神经元│                            │  分支运动和感觉神经元 │
└─────────────────────┘                            └─────────────────────┘

┌─────────────────────┐                            ┌─────────────────────┐
│    躯体神经系统       │                            │    自主神经系统       │
│  自主：主要在意识控制下│                            │ 使身体的新陈代谢得以进 │
└─────────────────────┘                            │ 行；调节身体系统的平衡 │
                                                    │ （体内平衡）；主要是处于│
                                                    │   无意识的控制中      │
                                                    └─────────────────────┘

┌─────────────────────┐                            ┌─────────────────────┐
│    交感神经系统       │                            │    副交感神经系统     │
│ 紧急情况下让身体系统做 │                            │     保存能量         │
│      好准备          │                            │ 促进身体放松，休息和恢复│
└─────────────────────┘                            └─────────────────────┘
```

第十二胸椎神经

髂腹下神经

髂腹股沟神经

生殖股神经

股外侧皮神经

股神经

闭孔神经

腰骶干

臀上神经

臀下神经

坐骨神经

腓总神经

胫神经

股后皮神经

阴部神经

T12

L1

L2

L3

L4

L5

b)

图 1.1　a) 神经系统表；b) 生殖股神经

这一信息是为了证明研究瑜伽中的神经学有多困难。然而，如果具备这一方面的知识的话也可以涉及神经复合体。

神经卡压

神经卡压是一种可能引起疼痛的神经压迫，而正确的瑜伽体式则可以缓解这种疼痛。举个例子，如果一个人患上坐骨神经痛的话，那么通常的症状就是沿着脊椎到大腿后侧的坐骨神经都有痛感。对坐骨神经有直接影响的一块常见肌肉是梨状肌（参见第 8 章）。瑜伽教练能够利用几组拉伸或体式（例如仰卧脊柱旋转式）来放松这块肌肉，从而减少对位于梨状肌后侧坐骨神经的压迫。

另一个可以借助瑜伽来缓解神经卡压的例子就是臂丛神经区。这是一个神经网，可以从脊椎向肩部、手臂和手掌发送信号。当这些神经被拉伸、压迫甚至撕裂时（这种情况需要手术），臂丛神经受到损伤。如果颈部和肩部的姿势（比如圆肩）干扰了神经冲动的通道，那么任何强调脊椎伸展和肩关节位置（通常是"向后向下"）的瑜伽姿势——例如"山式"（山立式）都有助于打开这一神经区。

上述原因是特定的。从腰间盘功能退化、骨质增生、关节炎和肌肉功能障碍到身体损伤和情绪创伤都会造成肌肉紧张。最好能有一位专业的理疗师、内科医师或者神经专家来诊断身体状况。

神经卡压已被证实可以通过放松肌肉的方式进行缓解。部分瑜伽体式可做到这一点。

关于周围神经分布的注意事项

相关的周围神经分布都已在本书所展示的每一块肌肉旁标注，以满足读者的相关需求。然而，关于脊髓第 2 节（神经纤维的起点）[2] 的信息在不同的资料中会有所差别。这是因为对于解剖学家们来说，当一条神经纤维穿过神经丛（神经丛 = 神经网络，来源于拉丁语 plectere 一词，意为"编织"）时，在其他神经纤维交织而成的迷宫中来追踪某一条神经纤维的路径将会十分困难。本书采用的是对每一块肌肉来说最适用的神经根。

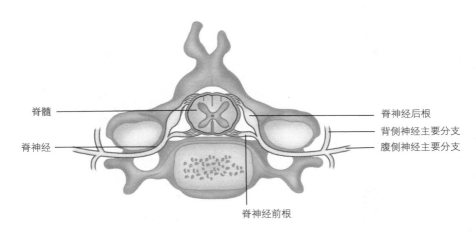

脊髓
脊神经
脊神经后根
背侧神经主要分支
腹侧神经主要分支
脊神经前根

图 1.2　脊髓节段展现神经根互相交织构成脊神经，分为腹侧和背侧两大分支

2　每一对脊神经相连的脊髓区域称为一个脊髓节段（一对脊神经是由位于身体左右两侧的脊神经构成的）。每一条脊神经都由运动和感觉纤维组成。脊神经穿过椎间孔（相邻两块脊椎骨的开口）后很快就分为背侧神经主要分支（负责身体后部）和腹侧神经主要分支（负责身体侧面或前部）。背侧神经分支纤维可以激活皮肤以及颈部和躯干的伸肌肌肉。腹侧神经分支则控制四肢、身体两侧以及躯干前侧。

解剖定位

人体解剖学方位

为了描述身体部位的相对位置和动作,有必要有一个公认的参照位置。以被称为"解剖学姿势"的标准身体姿势作为参考。解剖学姿势只是身体站直,手臂悬置于两侧,掌心向前(如图 1.3 所示)。本书大多数所使用的方位术语指的都是身体处于解剖学姿势而非真实姿势。注意"左"和"右"是以被查看的物体或人体而非读者自身作为参照。

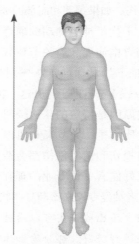

图 1.5 **上(Superior)**
上方:朝向头部或者身体的上肢

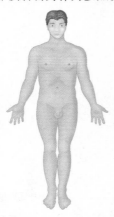

图 1.3 **前(Anterior)**
在前面:朝向或在身体前面

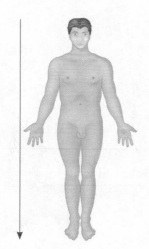

图 1.6 **下(Inferior)**
下方:远离头部或者朝向身体的下肢部位

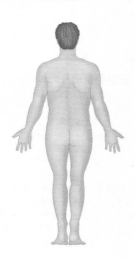

◄━━ 图 1.4 **后(Posterior)**
后部:朝向或在身体背部

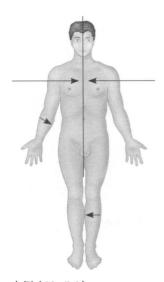

图 1.7　**内侧（Medial）**
（源自拉丁语中的 medius 一词，意为"中部"）
朝向或位于身体的中线；在四肢的内侧

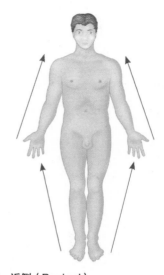

图 1.9　**近侧（Proximal）**
（源自拉丁语中的 proximus 一词，意为"最近的"）
靠近身体中心（肚脐）或者四肢和躯干的结合点

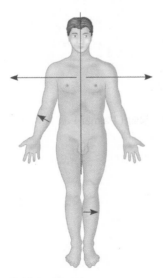

图 1.8　**外侧（Lateral）**
（源自拉丁语中的 latus 一词，意为"侧面"）
远离身体中线；在身体四肢外侧

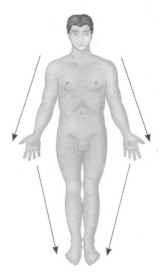

图 1.10　**远侧（Distal）**
（源自拉丁语中的 distans 一词，意为"遥远的"）
远离身体中心或者四肢和躯干的结合点

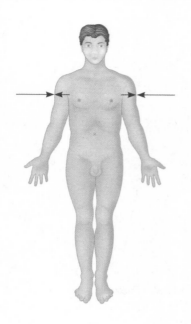

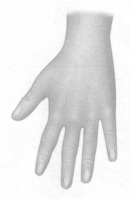

图 1.13　**背侧（Dorsal）**
物体的背侧面，例如手背和脚背

图 1.11　**浅（Superficial）**
朝向或在皮肤表面

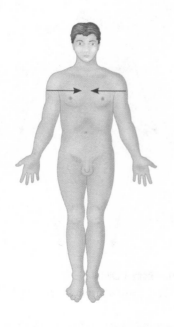

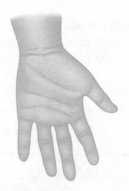

图 1.14　**掌侧（Palmar）**
手的前部，即手掌

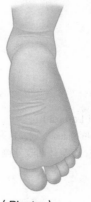

图 1.12　**深（Deep）**
远离皮肤表面；向内

图 1.15　**足底（Plantar）**
脚底

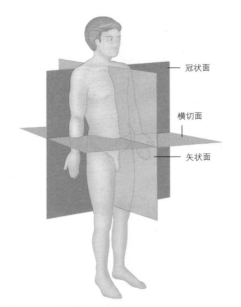

图 1.16　体平面

- 矢状面从前向后垂直切过身体，将人体分成左、右两部分。图 1.16 展示的就是正中矢状切面。
- 冠状面垂直穿过身体，将人体分为前后两部分的纵切面。该切面与矢状面及水平面相互垂直。
- 横切面或水平面将人体分为上（浅）、下（深）两部分，与其他两个切面互相垂直。图 1.16 展示的就是应用频率最高的切面。

　　利用这三个主要切面在瑜伽运动中意义重大，因为为了使运动效率达到最高，身体可以在任何切面上运动。在进行系统的瑜伽训练时，通过利用各种不同的体式将所有的切面动作进行整合是明智的做法。具体例子如下。

　　矢状面：拜日式；

　　1. 从山式开始。

　　2. 吸气做出展臂式：双臂高举过头顶并向上伸展。

　　3. 呼气并放松做出前屈式。

　　4. 吸气，脊柱向前抬升做出伸展姿势，双手置于小腿处。

　　5. 呼气做出前屈式。

　　6. 吸气，一条腿后拉成新月式。

　　7. 呼气，另一条腿后撤呈平板支撑式，身体重心朝地面下压。

　　8. 吸气，眼镜蛇式。

　　9. 呼气，婴儿式，休息并进行三次完全呼吸。

　　10. 吸气，做出桌式。

　　11. 呼气，做出下犬式，休息并进行三次悠长、完全的乌加依式呼吸（海洋式呼吸）。

　　12. 吸气，双脚走向或跳向双手中间位置。

　　13. 呼气做前屈式。吸气并重复步骤 4，然后呼气恢复前屈式。

　　14. 吸气且脊椎上卷，双臂向上伸展（反向燕式跳水）。

　　15. 呼气做山式（双手合十，祈祷式，结束练习）。

　　冠状面：门闩式或者是结合了某一特定关节的外展或内收动作或脊柱侧弯（身体向一侧弯曲）动作的任何一种姿势。

　　水平面：反三角式（也称扭转三角式）或者脊柱扭转和旋转动作，例如旋后和内转。

解剖动作

　　身体部位的移动方向是以婴儿型体

式作为参照。四肢弯曲蜷缩成婴儿式，四肢伸展成挺直姿势。这些动作也同样在矢状面完成。

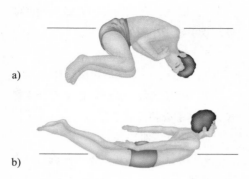

图 1.17　a）蜷缩成婴儿式
b）四肢从婴儿式向外伸展

主要动作

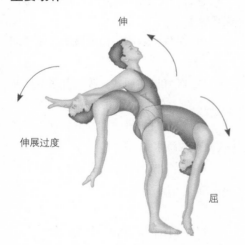

图 1.18　**屈（Flexion）**：身体弯曲以减小连接某一关节骨骼之间的角。从解剖学姿势讲，前屈通常是向前的（向后的膝关节除外），要记住这一点的方法就是屈永远都是向婴儿式方向发展
伸（Extension）：伸直或者从婴儿式向后弯曲
过度伸展（Hyperextension）：超过正常的活动范围

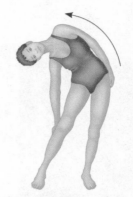

图 1.19　**侧屈（Lateral Flexion）**在冠状面上躯干或者头部向一侧（向一旁）弯曲

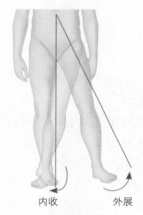

图 1.20　**外展（Abduction）**：远离身体中线或者四肢中线的动作
内收（Adduction）：朝身体中线或者四肢中线靠拢的动作

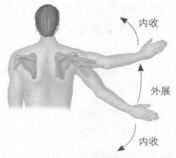

注意：手臂外展高于肩部位置时（通过外展动作抬高，如 16 页所示），肩胛骨一定要在肩轴部位旋转，使关节盂向上转动（如图 1.28b 所示）。

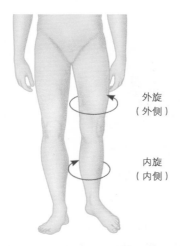

图 1.21　**回旋（Rotation）**：骨骼或躯干围绕纵轴的动作

内旋（Medial rotation）：朝身体中线方向内转

外旋（Lateral rotation）：远离身体中线向外转

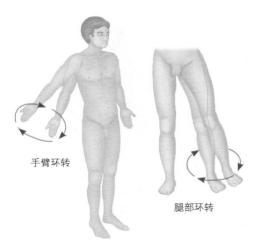

图 1.22　**环转（Circumduction）**：骨骼末梢按照画圈方式运动，而近身体一侧的仍然保持固定不动；它综合了屈、外展、伸和内收动作

其他动作

这一部分的动作只在特定关节或身体部位进行，经常需要一个以上的关节参与。

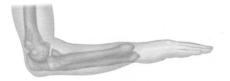

图 1.23　a）**旋前（Pronation）**：掌心向下旋转（如果是站立姿势，则肘关节弯曲成 90 度，或者平放在地板上）或者脱离解剖学和婴儿式

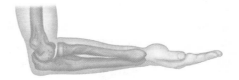

图 1.23　b）**旋后（Supination）**：掌心向上翻转（如果是站立姿势，则肘关节弯曲成 90 度，或者平放在地板上）或者朝解剖学和婴儿式推进

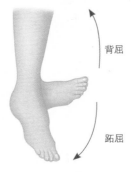

图 1.24　**跖屈（Plantar flexion）**：脚趾向下点地

背屈（Dorsiflexion）：脚趾向上

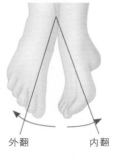

图 1.25　**内翻（Inversion）**：脚底向内翻，两只脚掌相对；身体重心放在脚掌外缘

外翻（Eversion）：脚底向外翻，两只脚掌相离；身体重心放在脚掌内侧

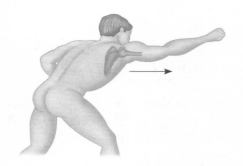

图 1.26　**前伸（Protraction）**：在横切面上前伸。例如，向前拉伸肩胛带

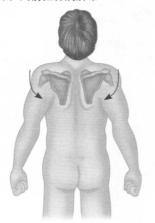

图 1.27　**后缩（Retraction）**：在横切面上向后缩，向后绷紧肩胛带

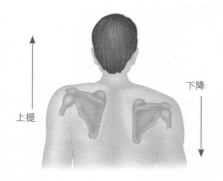

图 1.28　a）**上提**：身体的某一部位沿着冠状面向上移动。例如，通过耸肩的动作使肩胛骨上提
下降：抬高的身体部位向下移动回到初始位置。例如，耸起的肩部放下来

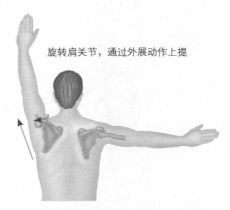

旋转肩关节，通过外展动作上提

图 1.28　b）肩关节外展，然后在冠状面上继续高举过头顶，这一动作可以被称作**"通过外展动作上提"**（elevation through abduction）。

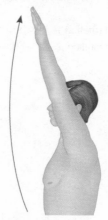

图 1.28　c）手臂前举至肩关节高度，然后在矢状面上继续高举过头顶，这一动作可以被称作**"通过前举动作上提"**（elevation through flexion）

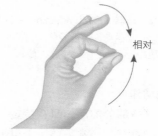

相对

图 1.29　**相对（Opposition）**：拇指鞍状关节的特有结构，使拇指能够接触其他每一根手指的指尖

骨骼系统

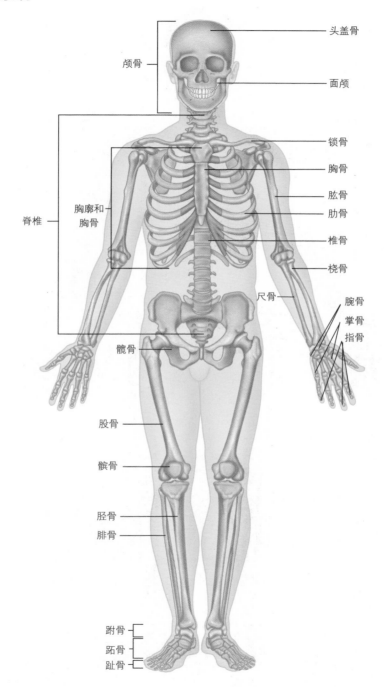

颅骨

脊椎

胸廓和
胸骨

头盖骨

面颅

锁骨

胸骨

肱骨

肋骨

椎骨

桡骨

尺骨

腕骨
掌骨
指骨

髋骨

股骨

髌骨

胫骨

腓骨

跗骨

跖骨

趾骨

a)

图 1.30 a)骨骼（前视图）

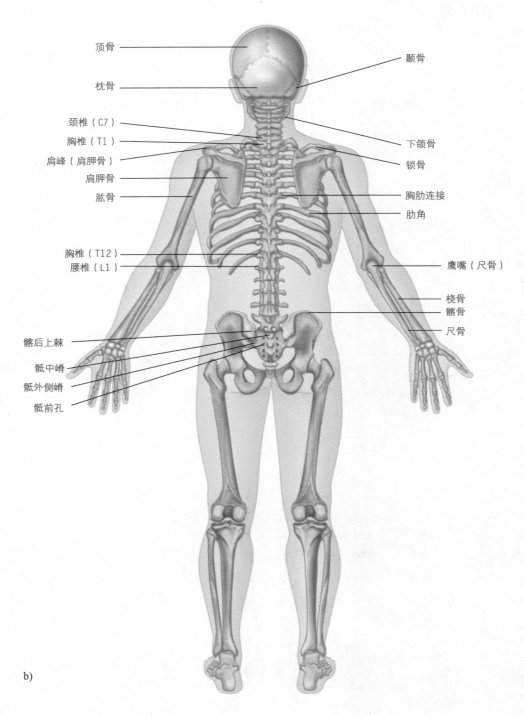

顶骨

枕骨

颈椎（C7）

胸椎（T1）

肩峰（肩胛骨）

肩胛骨

肱骨

胸椎（T12）

腰椎（L1）

髂后上棘

骶中嵴

骶外侧嵴

骶前孔

颞骨

下颌骨

锁骨

胸肋连接

肋角

鹰嘴（尺骨）

桡骨

髋骨

尺骨

b)

图 1.30　b）骨骼（后视图）

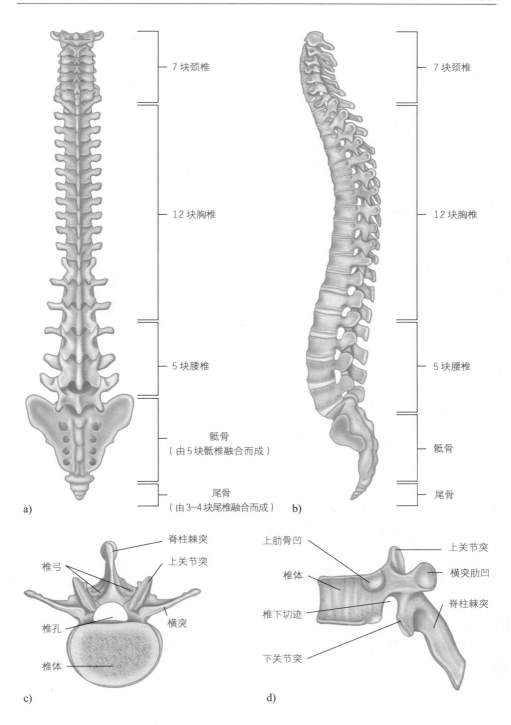

图 1.31   a）脊椎：后视图；b) 脊椎：侧视图；c) 椎骨——腰椎上视图和；d) 胸椎（侧视图）

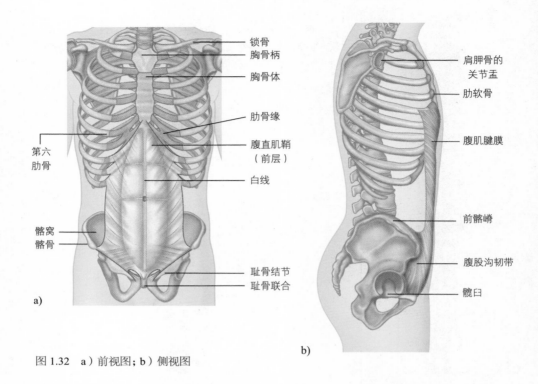

锁骨
胸骨柄
胸骨体

肋骨缘

腹直肌鞘
（前层）

白线

第六
肋骨

髂窝
髂骨

耻骨结节
耻骨联合

肩胛骨的
关节盂

肋软骨

腹肌腱膜

前髂嵴

腹股沟韧带

髋臼

a)

b)

图 1.32　a）前视图；b）侧视图

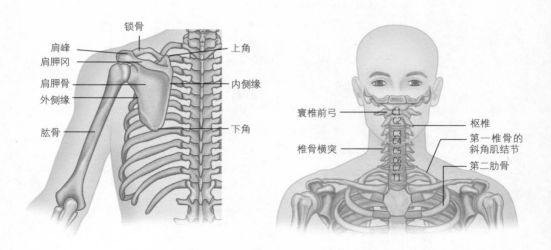

锁骨

肩峰
肩胛冈
肩胛骨
外侧缘

肱骨

上角

内侧缘

下角

图 1.33　肩胛骨（后视图）

寰椎前弓

椎骨横突

C1
C2
C3
C4
C5
C6
C7
T1

枢椎

第一椎骨的
斜角肌结节

第二肋骨

图 1.34　头骨到胸骨（前视图——上颌骨和下
颌骨都已移除）

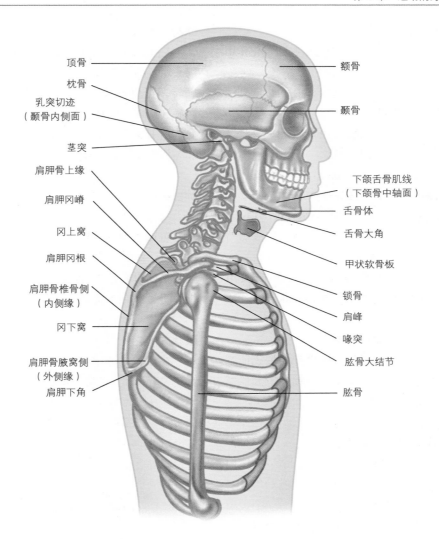

顶骨

枕骨

乳突切迹
（颞骨内侧面）

茎突

肩胛骨上缘

肩胛冈嵴

冈上窝

肩胛冈根

肩胛骨椎骨侧
（内侧缘）

冈下窝

肩胛骨腋窝侧
（外侧缘）

肩胛下角

额骨

颞骨

下颌舌骨肌线
（下颌骨中轴面）

舌骨体

舌骨大角

甲状软骨板

锁骨

肩峰

喙突

肱骨大结节

肱骨

图 1.35　头骨至肱骨（侧视图）

滑膜关节

　　骨与骨之间的连结有两大功能：维持身体的稳定性以及骨架具有坚实的移动性。直接连结主要位于中轴骨，这一部位的稳定性对于内部器官的保护意义重大。滑膜关节（动关节，diarthrotic）是间接连结，关节活动度较大，主要存在于四肢。这些关节有许多突出的特征。

- 关节软骨（透明）覆盖在构成关节的骨骼的一端。
- 关节腔中充满了起着润滑作用的滑膜液（一种润滑液，可以形成关节滑膜，减少关节摩擦）。

- 侧韧带或副韧带可以起到强化作用并提供力量。
- 滑囊（充满液体的囊）可以起到缓冲作用。
- 包裹于肌腱表面的腱鞘可以减少摩擦力，保护肌腱。

关节盘（articular discs）或半月板（menisci）存在于部分滑膜关节（如膝盖），充当减震器。滑膜关节分为六种类型：平面关节（Plane）或微动关节、屈戍关节（hinge）或滑车关节、车轴关节（pivot）、球窝关节（ball-and-socket）、杵臼关节（condyloid）和鞍状关节（saddle）。

平面关节或微动关节

两个近乎平坦或略微弯曲的表面互相摩擦时会产生运动。肩锁关节和骶髂关节都属于此列。

屈戍关节或滑车关节

只能围绕一个轴运动，是一种横向关节，就如同盒子盖上的铰链一般。一块骨骼突出物恰好可以放入另一个关节的凹槽或者圆筒形关节骨面，可以旋转屈伸。指骨间关节、肘关节和膝盖都属于此列。

车轴关节

围绕一个垂直轴运动，就像是大门的铰链一样。骨骼的圆筒形关节面刺入并在骨骼和韧带组成的环状物中旋转。连接桡骨和尺骨的桡尺近侧和远侧关节都属于车轴关节。

球窝关节

这个关节是由球形或半球形的骨骼端头组成的"杵"，它在凹形的"臼"中旋转，可以弯曲、伸展、内收、外展、回旋和旋转。因此这些关节是多轴向的，允许所有关节达到最大活动度。肩关节和髋关节都属于此列。

杵臼关节

这些关节中含有一个球形关节面，刚好可以容纳在匹配的凹面中。它们可以弯曲、伸展、外展和内收；这些运动结合起来就构成了"环转运动"。腕关节和指骨间关节（拇指除外）都属于此列。

鞍状关节

在鞍状关节中互相咬合的两个平面互为关节头和关节窝，如同马鞍置于马背上。与杵臼关节相比，鞍状关节的动作更加多样。拇指腕掌关节（carpometacarpal joint of thumb）就是其中一例，大拇指可进行相对运动。

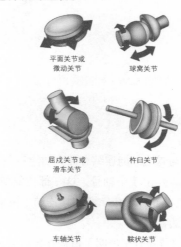

图 1.36　滑膜关节

肌肉系统指南

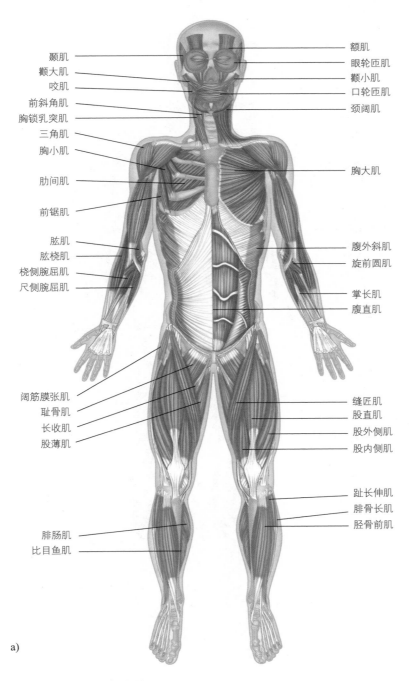

颞肌
颧大肌
咬肌
前斜角肌
胸锁乳突肌
三角肌
胸小肌
肋间肌
前锯肌
肱肌
肱桡肌
桡侧腕屈肌
尺侧腕屈肌
阔筋膜张肌
耻骨肌
长收肌
股薄肌
腓肠肌
比目鱼肌

额肌
眼轮匝肌
颧小肌
口轮匝肌
颈阔肌
胸大肌
腹外斜肌
旋前圆肌
掌长肌
腹直肌
缝匠肌
股直肌
股外侧肌
股内侧肌
趾长伸肌
腓骨长肌
胫骨前肌

a)

图 1.37 a) 主要的骨骼肌（前视图）

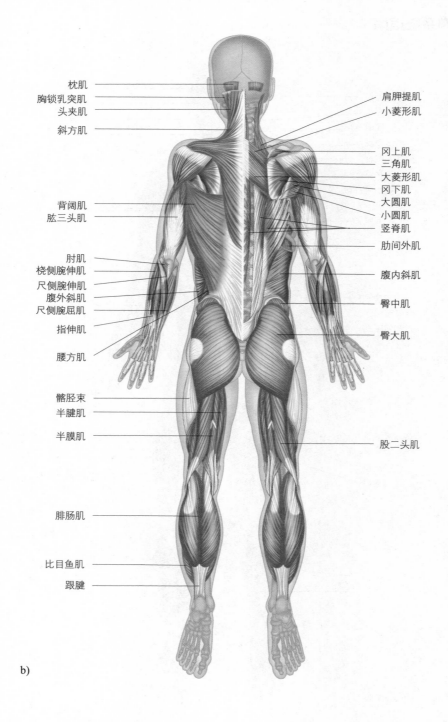

枕肌

胸锁乳突肌

头夹肌

斜方肌

肩胛提肌

小菱形肌

冈上肌

三角肌

大菱形肌

冈下肌

大圆肌

小圆肌

竖脊肌

肋间外肌

腹内斜肌

臀中肌

臀大肌

背阔肌

肱三头肌

肘肌

桡侧腕伸肌

尺侧腕伸肌

腹外斜肌

尺侧腕屈肌

指伸肌

腰方肌

髂胫束

半腱肌

半膜肌

股二头肌

腓肠肌

比目鱼肌

跟腱

b)

图 1.37 b）主要的骨骼肌（后视图）

肌肉附着

　　骨骼肌（体肌或随意肌）构成人体体重的 40%。它们的主要功能就是通过收缩或放松的方式形成运动。它们通过肌腱与骨骼相连接（或者有时候会直接附着在骨骼上）。肌肉附着在骨骼上一个相对固定的点（直接相连或者通过肌腱），这个点被称作"起点"。当肌肉收缩时，它会通过一个或多个关节将张力传输至骨骼，运动由此发生。附着在运动骨骼上的肌肉末端被称为"止点"。

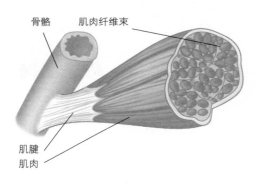

骨骼　　肌肉纤维束

肌腱
肌肉

图 1.38　一处肌腱附着

肌腱和腱膜

　　肌肉筋膜（肌肉的结缔组织部分）互相结合并伸展超出肌肉末端，圆韧带或扁平韧带被称作"肌腱"，而扁平且宽幅薄片状的物质被称为"腱膜"。肌腱或腱膜可以将肌肉束缚在骨骼或软骨上，将其他肌肉相连，或者与名为"缝脊"（左右两侧构成的身体部位或器官——如舌头——中间的那条缝状组织）的纤维组织缝相连接。

肌间膈膜

　　在某些情况下，被称作"肌间膈膜"的扁平状致密结缔组织深入肌肉中，为肌肉纤维提供另一种媒介。

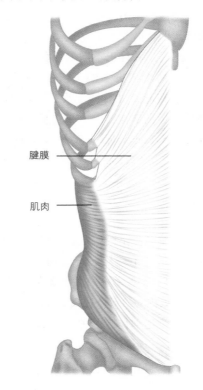

腱膜

肌肉

图 1.39　一处腱膜附着

籽骨

　　如果肌腱遭受的摩擦力过大，它就可能会在内部（虽然并不一定）生成籽骨。股四头肌肌腱骨化而成的髌骨就是籽骨的一种。但是籽骨也可能会出现在并未受到摩擦力的肌腱中。它们的主要功能就是缓解压力，减少摩擦，并且偶尔也会改变肌肉拉伸的方向。

多重附着

许多肌肉仅有两个附着点，两端各一个。然而，更加复杂的肌肉会将它们的起点或止点附着在几个不同的结构上。如果这些附着点被分开，这实际上就意味着肌肉产生了两条或更多的肌腱和／或腱膜，附着于不同的部位，这块肌肉就有两个或更多的头。举个例子，肱二头肌在起点处有两个头：一个起自肩胛骨的喙突部位，一个来自盂上结节（supraglenoid tubercle）（参见第 6 章）。肱三头肌有 3 个头，股四头肌则有 4 个头。

肌肉力学

肌肉在刺激下附着点聚拢就会发生收缩，但这并不一定会导致肌肉缩短。如果肌肉收缩会让肌肉做出某种动作，这种收缩被称为"等张收缩"（isotonic）；如果没有产生动作，这种收缩则被称作"等长收缩"（isometric）。

等长收缩

当肌肉张力增大，等长收缩就会发生，但是此时肌肉长度却没有发生改变。换句话说，尽管肌肉紧张，但是关节却没有发生移动。举个例子，单手握住很重的物体，肘关节保持固定不动并弯曲成 90 角。努力举起重到没法移动的物体也属于此列。另外还需要注意，部分姿势肌肉通过自动反射很大程度上也属于等长收缩。例如，当身体成直立姿势时，脚踝以上的身体会自然前倾。而这种趋势会被小腿肌肉的等长收缩阻止。同样地，如果颈后部的肌肉没

有等长收缩，头骨的重心会使头部前倾。等长收缩在瑜伽中非常普遍，因为各种体式都是在抵抗固定的力量，如地板或墙壁。

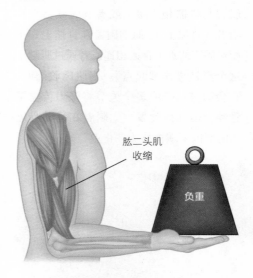

肱二头肌收缩

负重

图 1.40　等长收缩

等张收缩

肌肉的等张收缩让我们能够走来走去。等张收缩分为两类："向心的"和"离心的"。

向心收缩

在进行向心收缩时，肌肉附着点移动并拢，使关节发生移动。我们还使用举物的例子，如果肱二头肌进行向心收缩，肘关节就会随之弯曲，并且手掌会抵抗重力，朝肩关节方向移动。同样地，做仰卧起坐时，腹部肌肉就会进行向心收缩，使躯干上抬。

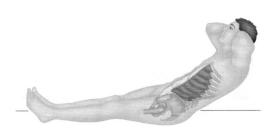

图 1.41　腹肌向心收缩使身体上抬

离心收缩

离心收缩意味着肌肉纤维以受控的方式"放松"来降低运动速度，否则不受控制的重力就会导致速度过快——举个例子，将手中高举的物体下移至身体一侧。简单地坐在椅子上或仰卧起坐运动后身体下落（腹肌离心收缩以控制对地面产生的冲击）也属于此列。因此，同心和离心收缩的不同之处在于，前者是肌肉缩短，后者是肌肉拉长。

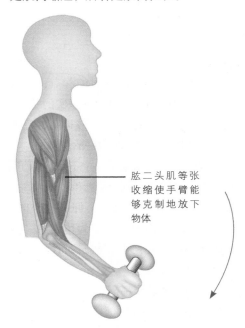

肱二头肌等张收缩使手臂能够克制地放下物体

图 1.42　离心的等张收缩

肌肉的群体运动

肌肉直接相互协作或者彼此对立进行各种各样的运动。因此，无论一块肌肉做什么，都有另一块肌肉对抗这一动作。肌肉有时候也需要提供额外支撑或者稳定性，从而使某些动作能够在别处进行。

肌肉被划分为四个功能组。

1. 原动肌或主动肌
2. 对抗肌
3. 协作肌
4. 稳定肌

原动肌或主动肌

原动肌（又被称作"主动肌"）是靠收缩做出特定动作的肌肉。屈肘时的肱二头肌就是一例，它就是屈肘动作的原动肌。其他的肌肉可能会协助其完成动作，不过影响较小——这样的肌肉被称作"辅助肌"或者"次级原动肌"。举个例子，肱肌就能帮助肱二头肌完成屈肘动作，因此属于次级原动肌。

对抗肌

位于同一个关节的原动肌的相反一侧的肌肉，松弛时才能使原动肌收缩，这就是"对抗肌"。举个例子，当手臂前侧的肱二头肌收缩使肘关节弯曲时，手臂后部的肱三头肌一定要同时放松才能使动作得以发生。当这个动作颠倒过来，即肘关节抗击阻力进行伸展时，肱三头肌就成了原动肌，肱二头肌则充当了对抗肌的角色。

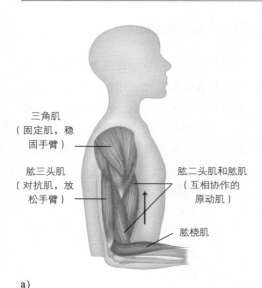

三角肌
（固定肌，稳
固手臂）

肱三头肌
（对抗肌，放
松手臂）

肱二头肌和肱肌
（互相协作的
原动肌）

肱桡肌

a)

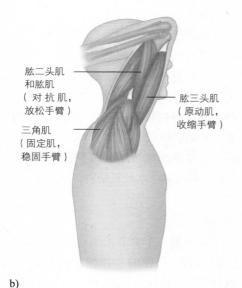

肱二头肌
和肱肌
（对抗肌，
放松手臂）

三角肌
（固定肌，
稳固手臂）

肱三头肌
（原动肌，
收缩手臂）

b)

图 1.43　肌肉的群体运动：
a) 在肘关节处弯曲手臂；b) 在肘关节处拉伸
手臂（显示出原动肌和对抗肌的角色对调）

协作肌

协作肌是负责强化对抗肌动作的肌
肉。它们也可以防止原动肌收缩时发生

任何不必要的动作。当原动肌横跨两个
关节时，这一点尤为重要，因为当肌肉
收缩时，两个关节都会运动，除非其他
肌肉能够让其中的一个关节稳固。例如，
负责手指弯曲的肌肉不仅存在于指关节，
而且还连接着腕关节，可能会造成两个
关节同时运动。然而，因为有其他肌肉
可以同时协助稳定腕关节，所以就可以
做到手指弯曲握拳时，腕关节不会同时
弯曲。

原动肌在同一个或另一个关节中可
能会进行不止一个动作，因此协同肌也
能够消除不必要的动作。例如，肱二头
肌可以使肘关节弯曲，但是它的拉力线
也会使前臂翻转（扭动前臂，就好像是
在拧紧一个螺丝钉）。如果你只想弯曲手
臂而避免外翻，那么其他肌肉就要收缩
以避免手臂外翻。出于这个原因，这样
的协作肌有时候又被称作"中和肌"，主
要负责消除不必要的动作。

稳定肌

稳定肌会固定原动肌的起点，并因
此为原动肌的动作提供更加坚实的基础，
也被称作"固定肌"。在上肢运动过程中
稳固肩胛骨的肌肉就是很好的范例。

仰卧起坐运动也是一个不错的例子。
腹部肌肉附着在胸腔两侧和骨盆位置。
当它们收缩使你完成一个仰卧起坐时，
髋部屈肌会同时收缩，作为稳定肌，防
止腹肌前倾，并使上肢前屈而骨盆保持
固定不动。

许多瑜伽动作都需要进行等长收缩，
对抗地板等固定力。这也是力量训练的形
式之一。但是为了"做出并返回"指定位

置，肌肉通常会向心或者离心收缩。为了更好地理解这些概念，可以参考下面对船式（Boat Pose，或称 Navasana）的分析。

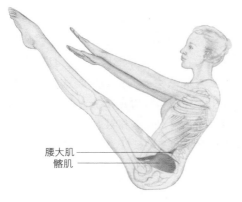

图 1.44 船式

船式（图 1.44）主要是一个髋关节屈曲的脊柱伸展体式。如果双臂前伸，就能增加肩关节屈曲的动作。

方法：向心收缩（缩短）抗击阻力（重力）"到达那里"的主要肌肉就是髋部屈肌：股直肌、缝匠肌和髂腰肌。髋内收肌可以帮助双腿并拢。股四头肌也同时收缩使双腿膝盖挺直。如果这个体式难度太大的话，可以允许膝盖弯曲，双手扶地。

如果姿势正确的话，深层腹部肌群（腹横筋膜等）和其他强壮的脊柱伸肌（如竖脊肌）也会收缩，使脊柱拉直对抗重力。因此所有的收缩肌肉都是主动肌（原动肌），它们的对抗肌位于原动肌的相反一侧：髋伸直肌群（臀大肌和腘绳肌）、膝屈肌（腘绳肌）和脊柱屈肌（腹肌）。

在肩关节，手臂屈肌（胸大肌上沿、三角肌前束、肱二头肌和喙肱肌）共同

协作使双臂对抗重力弯曲前伸。

稳定肌：腰大肌充当髋部和腰椎的稳定肌，并且在髋关节弯曲时与髂肌一起充当协作肌。其他的深层核心肌群，如腹横肌和腰方肌也起着稳固脊柱底部的作用。问题是，腹肌在做什么？我们想当然地会认为它们在这个体式中起作用。实际上，腹直肌和腹斜肌起着稳定作用，维持身体姿势，支撑着腰椎。

沉降：为了从姿势中收回还原，主动肌尤其是髋部的主动肌必须要进行向心收缩（拉长），防止双腿猛烈撞击地面。换句话说，它们控制着身体动作朝阻抗力方向伸展，否则重力会导致向下运动速度加快。

在船式中，被拉伸的肌肉主要是腘绳肌，尤其是当双腿膝盖挺直时。如果双臂前伸，背阔肌、大圆肌和小圆肌、冈下肌、三角肌后束和肱三头肌在某种程度上会被拉长。这些肌肉都位于后部（在背部），可以拉伸肩关节。肩胛带则被固定不动。

一个重要提示：所有的肌肉都有能力充当主动肌、对抗肌、协作肌和稳定肌。肌肉所扮演的角色要取决于所进行的动作。一块肌肉可以充当原动肌，而其他与之一起工作的肌肉则被称作"协作肌"，它们辅助主要肌肉或成为次级原动肌，又或者是充当某一姿势的稳定肌。有时候当一个动作是为了抵消由另一块肌肉——通常是可以调动两个关节的肌肉，我们称之为"双关节肌"（biarticulate）——产生的动作时，我们也会使用"中和肌"或"协作肌"表示。超复杂！

在瑜伽体式中，最重要的一点就是

弄清楚哪些肌肉被强化（收缩），哪些肌肉被拉伸（拉长），以及哪些肌肉支撑着身体姿势，充当着稳定肌的角色。

杠杆

　　杠杆是一种传输而非创造力量的设备，是由一个围绕着固定点（支点）的刚性杆组成。更具体地说，一个杠杆是由一个施力、一个阻力、一个刚性杆和支点组成。骨骼、关节和肌肉一起在体内组成一个杠杆系统，其中关节充当支点，肌肉发出力，骨骼则承受着即将发生移动的身体部位的力量。杠杆会根据支点位置的不同进行分类，阻力（负重）和施力是相对而言的。

　　在第一类杠杆中，施力和阻力存在于支点的两侧。在第二类杠杆中，施力和阻力存在于支点的同一侧，且阻力位于支点和施力之间。最后，在第三类杠杆中，施力和阻力存在于支点的同一侧，但是施力位于支点和阻力之间；这是人体中最常见的一种杠杆。

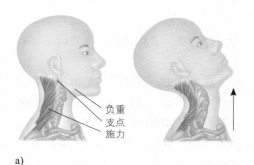

a)

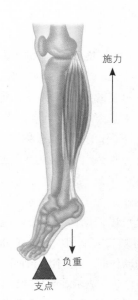

b)

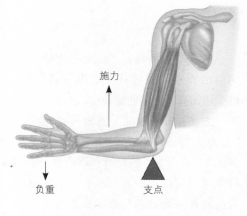

c)

图 1.45　人体中的杠杆示例：a)　第一类杠杆；b)　第二类杠杆；c)　第三类杠杆

第 2 章　呼吸肌

瑜伽与呼吸

呼吸是瑜伽的本质，同时也是这种练习至关重要的原因之一（注意每一个被描述的瑜伽体式的第一种"意识"：呼吸）。瑜伽有意识地将头脑和身体通过关注呼吸训练连接起来，以此达到训练的目标。呼吸（prana），是一种重要的生命的力量。

在梵语（瑜伽的语言）中，呼吸训练被称为调息（pranayama），通过有意识地利用呼吸系统，不同的方法被用来改变呼吸过程中空气的流动和速度。乌加依呼吸法（Ujjayi，或称海洋呼吸法）和纳地净化调息法（Nadi Shodhana，或称交替鼻孔呼吸法）都属于此类。

在练习瑜伽体式时，呼吸会受动作控制：吸气被用来扩张体式，而呼气用来放松。

关注呼吸也在放松法中被广泛应用，用来安抚活跃的头脑。

在《腰肌解剖学：缓解疼痛的腰肌保护与修复练习》（Staugaard-Jones，2012）一书中，我写道，主要的呼吸肌——腰大肌和膈肌在一个被称为"太阳神经丛"的区域互相结合。这一区域正好位于肚脐周围和上腰椎处，里面是中枢神经复合体。

呼吸的动作

呼吸是一个吸气和呼气的过程，可以促进空气、液体、神经传导，并将活力向下传输至细胞层面。这一机制是多层面的并且是自然发生的。

穹顶形状的膈肌有节奏地收缩放松，通过控制自主神经系统（ANS）来改变胸腔的压力和体积。当人体吸入空气，膈肌收缩使胸腔和肺部扩张。膈肌通过膈神经获得信号，使膈肌的中心腱产生感觉。吸气时，这一区域通过收缩向内吸入，从而使胸腔增大体积，减轻压力。呼气时，这一过程就恰好相反。胸腔体积减小，压力增大，就好像是气球排气一样。

腹腔也一样活跃。当吸气时，膈肌将腹部向下向外推，呼气时又重新恢复，腹部和脊柱的形状都会发生改变。在瑜伽中，这种呼吸方法被称为"腹式呼吸法"（belly breath），当肌肉在胸腔、胸骨和腰椎的附着点固定时，就可以做到腹式呼吸。"胸式呼吸"（chest breathing）与被固定的膈肌中心腱（顶部）有关。其他的肌肉也起着稳定膈肌的作用，并与之一起运动。

膈肌（DIAPHRAGM）

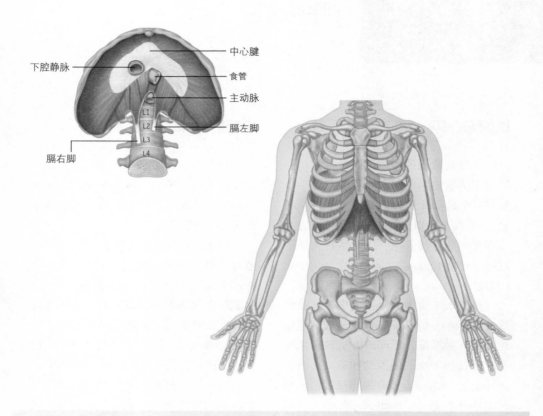

中心腱

下腔静脉

食管

主动脉

膈左脚

膈右脚

L1
L2
L3
L4

希腊语：dia，横跨；phragma，膈肌，壁。

起点

胸骨部分：剑突后部。

肋骨部分：较低的六根肋骨的内表面以及肋软骨。

腰椎部分：较高的两三块腰椎（L1~L3）。

内外侧腰肋弓（又被称为"内外侧弓状韧带"）。

止点

所有的纤维聚拢并附着在中心腱上。

动作

构成胸腔底层。

吸气时将中心腱向下拉，并由此增大胸腔体积。

神经

膈神经（腹侧支）（C3，C4，C5）。

功能运动

产生大约 60% 的呼吸能力。

频繁使用这块肌肉的瑜伽体式

所有的瑜伽体式以及调息法。

在金刚坐（即跪坐姿势）中膈肌被画在"斜角肌"下方。

斜角肌（Scalene）

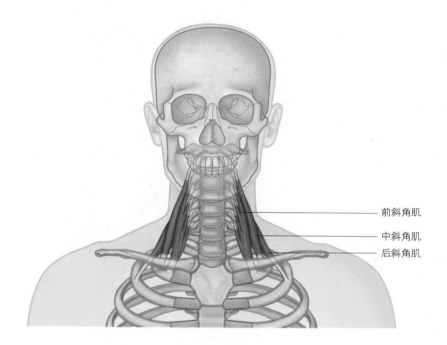

前斜角肌

中斜角肌

后斜角肌

斜角肌与肋间神经一起构成了辅助呼吸肌的一部分。

希腊语：skalenos，不均匀。

拉丁语：anterior，前部；medius，中部；posterior，后部。

起点
颈椎骨横突。

止点
前斜角肌和中斜角肌：第一肋骨。
后斜角肌：第二肋骨。

动作
共同行动：弯曲颈部，深吸气时第一根肋骨上抬。
单独行动：向一侧弯曲和旋转颈部。

神经
颈神经的腹侧支（C3～C8）。

功能运动
斜角肌本质上就是呼吸肌。

当肌肉长期紧张或收缩时的常见问题
颈部、肩部和手臂都会疼痛，因为紧张的肌肉会向名为"臂神经丛"的神经束和锁骨下动脉施压。

频繁使用这块肌肉的瑜伽体式／动作
强化：金刚坐，吸气时胸腔上提，以及膝碰胸式和调息法。
拉伸：颈部画圈，以及呼气时胸腔的一切向下的运动。

金刚坐（跪坐姿势）[Vajrasana（Kneeling Pose）]第一级

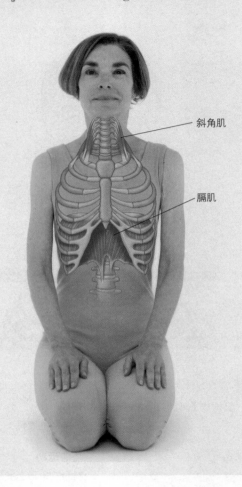

斜角肌

膈肌

vajra= 金刚，雷电；（vaj-RAHS-anna）。

意识： 呼吸、胸腔扩张、集中。

动作和对位： 脊柱伸展，肩关节和肩胛带正中对位，髋膝关节屈曲。躯干的重心在坐骨的正上方。从一侧看去，耳朵中部、肩关节和髋关节互相对齐。

方法： 以跪坐为开始姿势，坐骨放在脚后跟上（脚趾可向下蜷缩或伸直）。脊柱延展。练习者需要专注于自己的内在。

小贴士： 这个瑜伽体式尤其适合调息和冥想。如果上半身挺直，双腿在正下方的姿势不舒服，可以将瑜伽砖或毯子垫在坐骨下方或者放在大腿和小腿之间，因为抬高的臀部可以使膝盖更容易弯曲，减少对脚踝和双腿的压力。建议保持这个姿势不要超过 10 分钟。

平衡体式： 反桌式（参见第 6 章）。

腹横肌（Transversus Abdominis）

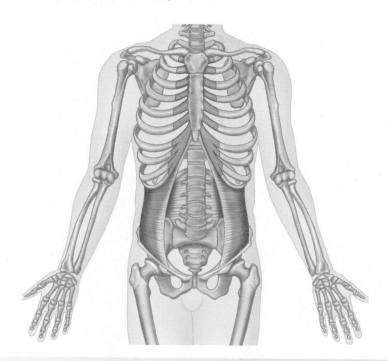

腹横肌是辅助呼吸肌的一种。

希腊语： transversus，横跨；abdominis ，肚子 / 腹部。

起点
髂骨的前三分之二。
横向第三条腹股沟韧带。
较低的六根肋骨的肋软骨。
胸腰筋膜。

止点
经过腹肌腱膜（在胸骨和耻骨之间伸展的肌腱带）的腹白线。
前部和中部：第一肋骨。
后部：第二肋骨。

动作
腹部收紧，有助于支撑起腹腔抵挡重力拉力。

神经
胸神经腹侧支（T7~T12），髂腹股沟以及髂腹下神经。

功能运动
用力呼气、打喷嚏以及咳嗽时非常重要。有助于维持良好的姿态。

肌肉无力的常见问题
损伤腰椎，因为腹部肌肉张力有助于维持腰椎的稳定性。

频繁使用这块肌肉的瑜伽体式
强化： 任何强制呼气的体式都可能属于此列，例如吊胃呼吸法、猫式、下犬式及平板支撑式。
拉伸： 牛式、半桥式及深吸气。

吊胃呼吸法［Agni Sara（Fire Cascade）］第一级

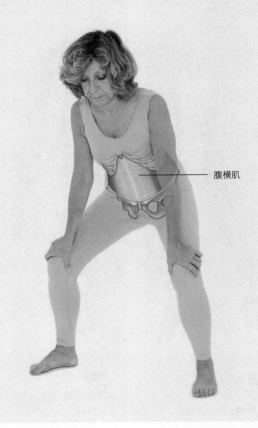

腹横肌

agni= 火；sara= 本 质， 瀑 布 式；（AHG-ni Sar-ah）。

注意： "Agni Sara" 按照字面的真实含义并不是瑜伽体式的一种，而更像是一种动态练习。

意识： 呼吸、太阳神经丛、力量、骨盆底（会阴）和直肠上提、腹部挤压。

动作和对位： 脊柱屈曲和伸展，肩关节和肩胛带正中对位，肘关节伸展，骨盆前倾，髋关节和膝盖略微屈曲。膝盖和脚趾保持在同一条直线上，脊柱开始时保持中立，肩部下压。

方法： 双脚分开站立与肩同宽，双腿膝盖弯曲，双手扶住膝盖支撑身体。吸气时腹肌向外扩张（脊柱伸展），呼气时向内收缩（脊柱弯曲）。重复进行 3~5 次。用力呼气，腹横肌绷紧，同时脊柱弯曲，下腹部内吸。

小贴士： 这是一个强有力、主动的体式，可以提升核心肌群温度。如果处于孕期或月经期，或者患有食管裂孔疝及心血管疾病时，动作要轻柔缓慢。这个体式可以在训练期间的任何时间进行，不过在需要身体温度较高的训练之初或者训练中似乎更加有效。

平衡体式： 山式（参见第 3 章）。

肋间外肌 ［Intercostales Externi（External Intercostals）］

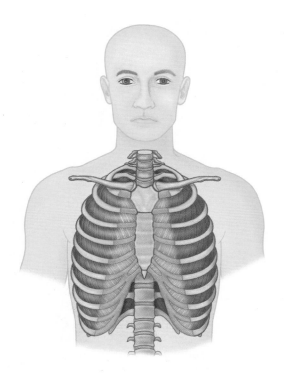

肋间外肌与斜角肌和肋间内肌一起构成了辅助呼吸肌的一部分。

拉丁语： inter，之间；costa，肋骨；externi，外部。

较低的肋间外肌可能会与腹外斜肌的纤维互相混合，因为它们互相重叠，这样会有效地形成连贯的肌肉，同时外部的肋间神经纤维似乎被困在肋骨之间。胸腔的每一侧各有十一块肋间外肌。

起点
肋骨下缘。

止点
靠下方的肋骨上缘（肌肉纤维斜向前、向下延伸）。

动作
躯干在进行各种各样的动作时，肌肉收紧以稳定胸腔。

吸气过程中可能会提升肋骨，并因此增大胸腔体积（但这个动作目前还有争议）。

吸气过程中防止肋间隙鼓起或内陷。

神经
互为关联的肋间神经。

频繁使用肋间肌的瑜伽体式
强化／稳定： 战士一式、战士二式、战士三式、三角式、头倒立式、手倒立式、高位平板式及侧平板式。

拉伸： 鱼式、深吸气及调息法。

肋间内肌 ［Intercostales Interni（Internal Intercostals）］

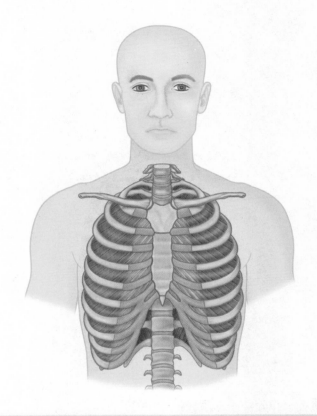

肋间内肌与斜角肌和肋间外肌一道构成了辅助呼吸肌的一部分。

拉丁语：inter，之间；costa，肋骨；interni，内部。

内肋间纤维位于肋间外肌下层且斜穿过其中。胸腔的每一侧各有十一块肋间外肌。

起点
肋骨上缘以及肋软骨。

止点
靠上方的肋骨下缘（肌肉纤维斜斜地向前、向上延伸，到达肋软骨）。

动作
躯干在进行各种各样的动作时，肌肉收紧以稳定胸腔。

吸气的过程中可能会使相邻的肋骨聚拢，并因此减少胸腔体积（但这个动作目前还有争议）。

呼吸过程中防止肋间隙鼓起或内陷。

神经
互为关联的肋间神经。

频繁使用肋间肌的瑜伽体式
强化／稳定：战士一式、战士二式、战士三式、三角式、头倒立式、手倒立式、高位平板式及侧平板式。

拉伸：鱼式、深吸气及调息法。

战士一式（Virabhadrasana Ⅰ / Warrior Ⅰ）第一级

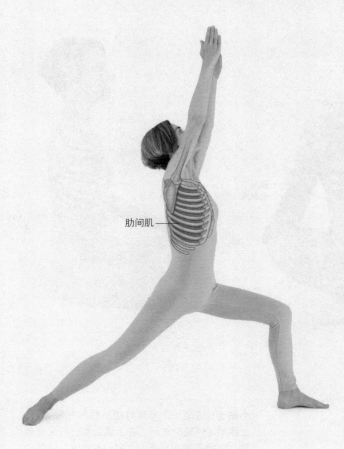

肋间肌 ——

方法：山式站立，双手放在髋关节处。一条腿后跨一步，前腿膝盖弯曲。吸气并高举双臂，双目向前或向上看。可进行两项变式：一项是后脚向内旋转45度（仅当骨盆与前腿依然成直角时），另一项是后脚向前，以帮助骨盆与前腿成直角（两腿间的间距会进一步变窄）。尾椎骨下压调动核心肌群，骨盆底抬高，腹肌向内、向上收拢。

小贴士：这是一个充满力量的体式，如果在上课之初进行，可以帮助身体做好热身准备。它同时也可以作为过渡姿势。将注意力放在呼吸上并缓解紧张感。调动核心肌群来保护低位脊柱。确保前腿膝盖朝向前方且不超过大脚趾。后脚的外侧边缘用力向下压，获取能量。两只脚充当底座。

反体式：山式（参见第3章，增加侧弯）。

声门与乌加依呼吸法
乌加依呼吸法的过程可分为以下几个部分——吸气进入腹部，然后气体经中胸部一路向上经过上胸部；呼气时这一过程恰好相反。通过鼻孔和喉部的共振可以制造出大海的声音，因为声门（声带之间的空隙）由喉部肌肉控制，可以根据需要增大或减小。声音发源于这个空隙，就如同嗓子发声一样。当声带的张力改变，就会发出类似海洋的声音。乌加依呼吸法是一种温暖、基础的呼吸法，可在调息法和体式法中使用。

Virabhadrasana= 战士或勇士；（veer-ah-bah-DRAHS-anna）。

意识：呼吸、力量、伸展、胸腔扩张、核心肌群紧张、焦点（drishti）。

动作和对位：脊柱从伸展到过伸，肩关节屈曲，肩胛带上提到下压，髋膝关节和膝关节屈曲（前腿），髋膝关节和膝关节伸展（后腿）。骨盆与前腿成直角，前腿膝盖位于踝关节正上方，后脚与前脚之间的角不超过45度，前脚脚跟与后脚足弓中间对齐。

简易坐［Sukhasana（Easy Pose）］第一级

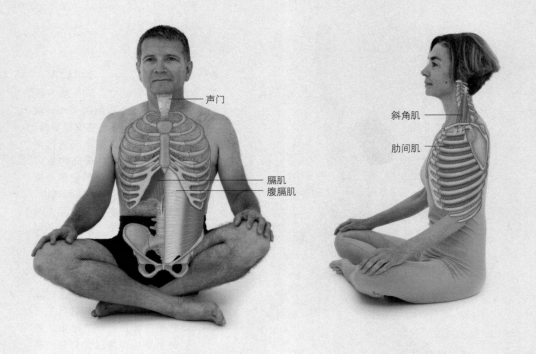

声门

膈肌
腹膈肌

斜角肌
肋间肌

Sukha ＝简易、舒适、幸福；(suk-HAS-anna)。

意识：呼吸、简易、定心。

动作和对位：脊柱伸展，肩关节和肩胛带正中对位，髋关节屈曲并向外旋转，膝关节屈曲。躯干重心在坐骨正上方，两侧承受压力相当。

方法：双腿交叉呈坐姿。拉伸脊柱。双手可以放在大腿上，扶住膝盖，或者双臂伸展，双手放在地板上。

小贴士：这是一个非常好的冥想和呼吸姿势，上课期间可随时进行。在上课之初进行尤其有益，有助于带来平衡力、定心与和谐。膝盖位置最好低于髋关节，这样有助于脊柱伸展，但是对一部分人来说这并非"易事"。坐在瑜伽砖或毯子上可以帮助你完成动作。如果身体感觉劳累，可以坐在椅子上，然后放开双腿不交叉。

平衡体式：交换双腿位置。两腿分别在前的体式完成后，伸直双腿并抖动放松。

第3章

面部、头部和
颈部肌肉

颈部肌肉对于头部的运动显然非常重要，但是面部肌肉和颅部肌肉也不可或缺。本章可以帮助练习者明白，当理解瑜伽中的肌肉和机制时，你就可能获得极大的提升。

肌肉松弛和收缩：运动单位

如果你想在瑜伽中摆出正确且放松的姿势，那么某些肌肉的松弛就至关重要。骨骼肌可以被意识控制，因为它们与周围神经系统（PNS）的一部分——躯体神经系统（SNS）直接相连。躯体神经系统从神经获得信息，然后将其传送至中枢神经系统（CNS），然后再由中枢神经系统传输至肌肉和感觉纤维。它与随意肌控制有关。

运动单位指的是运动神经元和它所支配的所有肌纤维。当神经元传输一个神经冲动时，肌肉就会收缩；而当神经元不传输神经冲动时，肌肉就会放松。已经证明，一个人有能力"训练"运动单位，使其变得安静，并允许其放松。

简单地说，头脑中一个有意识的决定能够释放内部信号，压制神经冲动，从而使身体放松。想象放松下列面部和头部肌肉，这样清晰且明了。

枕额肌（Occipitofrontalis）

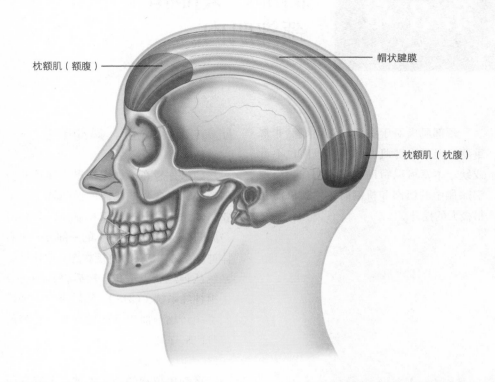

枕额肌（额腹）　　　　　　　　　　　　帽状腱膜

枕额肌（枕腹）

拉丁语: occiput, 头后部; frontalis, 与头前部有关。

这块肌肉实际上由两部分肌肉组成（枕肌与额肌），且由被称作"帽状腱膜"的腱膜连接而成, 它因为酷似戴在头骨上的头盔（拉丁语galea）而得名。

起点

枕肌: 枕骨。

颞骨乳突。

额肌: 帽状腱膜（一种片状肌腱, 连接枕额肌的额腹）。

止点

枕肌: 帽状腱膜。

额肌: 眼睛和鼻子上方的筋膜和皮肤。

动作

枕肌: 将头皮向后拉。

额肌: 将头皮向前拉。

神经

第七面部神经。

基本功能动作

例如: 眉毛上抬（使前额皮肤水平皱起）。

频繁使用这块肌肉的体式

狮子式。

颈阔肌（Platysma）

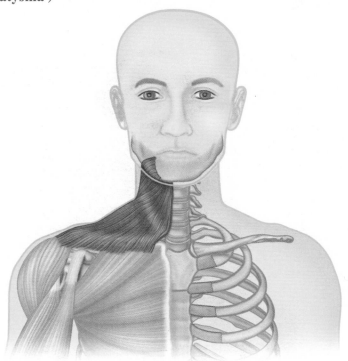

希腊语：platys，宽阔，平坦。

当跑步选手完成一次艰难的比赛时，这块肌肉就会明显地鼓出来。

起点
胸部上半部的皮下肌膜（胸大肌和三角肌上覆盖的筋膜）。

止点
皮下筋膜，下颏和下颌处的肌肉，以及下颌骨下缘。

动作
下嘴唇从嘴角处向下或水平牵拉，或者胸部皮肤上提。

神经
第七面部神经（颈支）。

基本功能动作
例如：震惊或者由于突如其来的惊恐而产生的表情。

狮子式［Simhasana（Lion Pose）］第一级

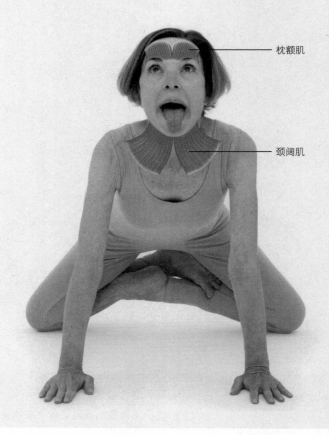

枕额肌

颈阔肌

Simha= 狮子；simhasana ＝王位；（sim-HAHS-anna）。

意识：呼吸。胸部放松，面部及呼吸收紧。

动作和对位：脊柱伸展，关节正中对位，根据动作姿势屈曲髋关节，注意面部表情。

方法：任何一种冥想坐姿，通过鼻子深吸气，然后呼气，同时舌头向外伸，舌尖朝下巴方向卷曲。双眼大睁，双目向前直视或向上看眉毛。

呼气时可发出"哈"的声音，有时候也可以发出狮子一样的咆哮声。

小贴士：如果增加身体动作，可以从简易坐（舒适坐）姿势开始，然后双手撑地，同时做出面部表情，整个躯干像图中一样前倾。由于此时身体重心会转移至膝盖，因此一定要留意双膝。这个姿势可以在课程的任何阶段进行。

平衡体式：身体成简易坐姿势时变换前腿，然后双腿伸直并抖动放松。

鼻肌（Nasalis）

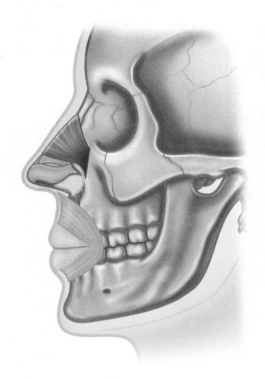

拉丁语：nasus，鼻子。

起点

上颌骨中部（切牙和犬齿上部）。鼻翼大软骨。鼻子上的皮肤。

止点

鼻梁两端的连接肌肉。鼻尖的皮肤。

动作

用力吸气时，外鼻孔保持张开姿势（即鼻孔张开）。

神经

第七面部神经（颊支）。

基本功能动作

例如：通过鼻子用力呼吸。

频繁使用这块肌肉的体式

乌加依呼吸法及纳地净化调息法。

莲花坐［Padmasana（Lotus）］第二级

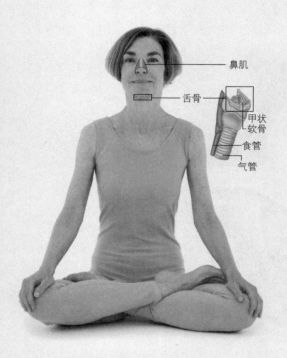

鼻肌
舌骨
甲状软骨
食管
气管

关于舌骨的注意事项

舌骨位于颈部，下巴以下、喉头以上部位。从关节角来说，它恰好位于下颌骨下方。舌骨体积小巧且包围着食道。对于舌头和其他组织来说，这是一个锁紧结构，但是它并不会与其他骨头相连形成一个关节。当我们吞咽或说话时，它就会上下移动。

这里之所以要提到舌骨是因为它周围肌肉的位置和状态，会对张力和消化产生影响。在这一方面舌头也同样很重要，因为它固定在舌骨上。它是颈部前部和后部肌肉之间的连接器。如果舌骨位置正中对位，胸锁乳突肌（SCM）与夹肌（头夹肌/颈夹肌）可以互相配合。想象一下将喉头向后向上轻轻拉伸，颈部后侧就会伸展，同时颈前肌肉（如胸锁乳突肌）会放松。颈椎前侧体积更小、更深的"头长肌/颈长肌"就可以完成它们的使命：让颈部进一步伸长。听起来是不是像魔术一样？在任何一种瑜伽姿势中头部悬空延展的动作能够让这一部位对位，在连接部位——如肩胛带和肩关节——缓解紧张。练习者可以试试向后伸展（不要过度伸展）颈部，这也有助于定位和调整整个区域。

Padma= 莲花；（pod-MAHS-anna）。

意识：这个姿势可以强化呼吸的力量。

动作和对位：脊柱伸展，肩关节和肩胛带正中对位，髋关节屈曲并向外旋转，踝关节旋外，膝盖和脚踝（跖屈）弯曲到底。耳朵中部、肩关节和髋关节对位。

方法：以简易坐作为开始姿势，然后一只脚放入另一条腿髋关节折痕处（半莲坐）。完整的

莲花坐是两只脚都放在髋关节折痕处，而不会产生任何不适感。

小贴士：这是一个备受推崇的冥想姿势，对于髋关节、膝盖和双脚都是一种挑战。半莲式完成后，双腿可以移动，稍加调整。尽管这个动作在课堂上可随时进行，但是其在最后的冥想阶段尤为有效。

平衡体式：手杖式。

颞肌（Temporalis）

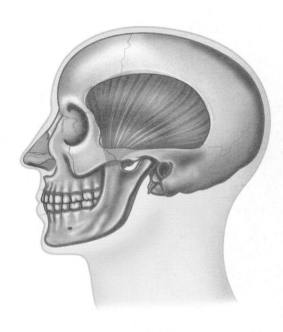

主动肌与对抗肌

　　关于这些肌肉功能的定义已经在第1章中给出。这里我们会利用以下的颈部肌肉来进一步阐释主动肌和对抗肌。它们的位置相对，就如同屈曲和伸展恰好是一对相反的动作，胸锁乳突肌和夹肌也会由于不同的动作，成为彼此的主动肌和对抗肌。例如，在仰卧起坐和瑜伽的膝碰胸式中，胸锁乳突肌会对抗重力弯曲颈部（向心收缩），与此同时夹肌会做出相反动作并拉伸。然后胸锁乳突肌就会向下离心收缩，避免头部向下冲击。

　　通常，当伸肌向心收缩使头部上抬时（身体成垂直站立姿势），屈肌就会放松。同样地，当屈肌向心收缩或变短时，对应的伸肌就会放松，甚至会伸展或拉长，这取决于你的力量如何。请记住，主动肌"通过收缩来完成特定动作"，因此它们的对抗肌一定要放松才能使动作得以实现。

拉丁语: temporalis，与头部一侧有关。

起点
颞窝，包括顶骨、颞部和额骨，以及颞筋膜。

止点
下颌冠突和下颌支前缘。

动作
下巴闭合，牙关紧咬，协助下颌骨左右运动。

神经
来自于三叉神经的前后两侧的深层颞神经（下颌分支）。

基本功能动作
例如：咀嚼食物。

频繁使用这块肌肉的体式
莲花坐。

胸锁乳突肌（Sternocleidomastoideus）

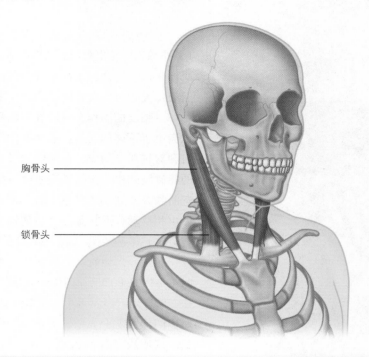

胸骨头

锁骨头

希腊语： sternon，胸部；kleis，锁；mastoeides，乳房形状的。

这是一条有两个头的长带状肌肉。有时候它从人一出生时就会受损，并且可能会被部分纤维组织代替，这样就会导致斜颈症（歪脖子）。

起点

胸骨头：胸骨锤骨柄前端。
锁骨头：锁骨内侧三分之一处上表面。

止点

颞骨乳突的外表面。枕骨横向第三条上项线。

动作

两侧收缩并拢：颈部弯曲同时头部前伸，就如同把头从枕头上抬起来一样。胸骨抬高，然后紧接着是肋骨，最好是在深吸气时。
单侧收缩：将头部朝同一侧倾斜，或者向对侧转动（同时向上抬）。

神经

副神经（Accessory XI nerve），来自于颈神经（C2 和 C3）本体感受的神经供应。

基本功能动作

例如：向后扭头看或在仰卧位时向上抬头。

可能会对肌肉造成损伤的动作或伤病

反方向猛扭，紧张。

当肌肉处于长期紧张 / 紧缩时常见的问题

头痛，脖子痛，不能向上抬头。

频繁使用这块肌肉的体式
强化： 膝碰胸式及三角式。
稳定： 手杖式。
拉伸： 抬头，就像在骆驼式和鱼式中一样。

手杖式［Dandasana（Staff Pose）］第一级

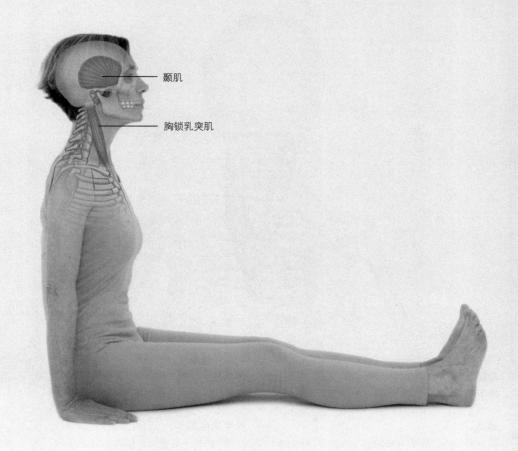

颞肌

胸锁乳突肌

Danda= 手杖、棒、棍；（dan-DAHS-anna）。

意识：呼吸、扩张、长度、支撑、核心肌群、精力充沛的能量流动。

动作和对位：脊柱伸展，肩关节和肩胛带正中对位，髋关节屈曲，膝关节伸展，同时踝关节背屈。整个身体呈"L"形，脊柱和双腿保持笔直。从侧面看，耳朵、肩部和髋关节在同一条直线上。

方法：以任何坐姿作为开始姿势，坐骨着地，

双腿在体前前伸。双手手掌放在臀部两侧的地面上，脊柱向上挺直，同时双腿挺直并拢。骨盆上抬。

小贴士：如果感觉身体劳累，可以在膝盖下方放一个垫子缓冲；有些人也会选择坐在毯子上完成动作。脊柱挺直比膝盖伸展更加重要。将脊椎骨一块块地堆叠起来是打开能量通道的目标。手杖式可以在课堂上随时进行，尤其是当你的腘绳肌需要热身时。

平衡体式：反桌式。

头夹肌、颈夹肌（Splenius Capitis、Cervicis）

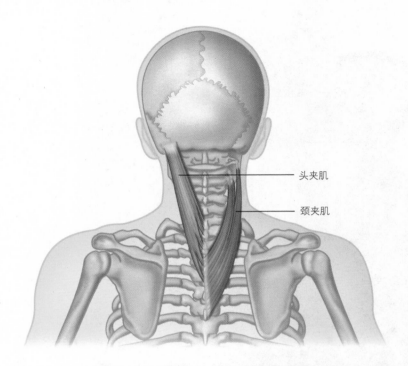

头夹肌
颈夹肌

希腊语： splenion，绷带。
拉丁语： capitis，头部的；cervicis，颈部的。

起点
头夹肌：项韧带的下半部。第七节颈椎（C7）的棘突以及胸椎的上面三块（T1～T3）。
颈夹肌：第三到第六块胸椎（T3～T6）的棘突。

止点
头夹肌：颞骨乳突的后下方，上颈线的侧面，一直深入到胸锁乳突肌的止点。
颈夹肌：最上面的三块颈椎骨（C1～C3）横突的后结节。

动作
合作：伸展头部和颈部。
单独：颈部向一侧弯曲。肌肉收缩的同时将头部转向同一侧。

神经
中部和下部颈神经的背侧支。

基本功能动作
例如：抬头上看或者向后扭头看。

可能会对肌肉造成损伤的动作或伤病
反方向猛扭。

当肌肉处于长期紧张/紧缩时常见的问题
头痛及脖子痛。

频繁使用这块肌肉的体式
强化： 坐姿及站立姿势。躯干向前弯曲（保持头部和脊椎呈一条直线）。任何头部需要向上抬的动作，如战士一式。
稳定： 手杖式。
拉伸： 颈部画圈及下巴触胸。

Tada= 山；(tah-DAHS-anna)

意识：呼吸、力量、姿势、平衡、定中心、根基、向内集中。

动作和对位：脊柱伸展、肩关节正中对位，肩胛带下压并略微向下旋转，肘关节和腕关节伸展，桡尺骨向后旋转，骨盆和髋关节正中对位，膝关节伸展，踝关节正中对位，脚趾展开。中耳、肩关节、髋关节、膝盖以及踝骨都在一条直线上。

方法：双脚分开平行站立，与臀同宽（前髋骨正下方）。双脚是基础，前脚掌、脚掌外侧和脚后跟踩在地上。在这个动作中会有一个向上抬升的动作：这会对足弓、髌骨、骨盆底和腹部都产生影响，并且每一块脊椎骨都向上运动。这一切都是为了创造空间、能量和呼吸。

小贴士：软化膝盖、胸腔和舌骨。闭上眼睛，想象着将能量从地面向上推。在做这个动作时会有一种被支持的、平衡的感觉，就如同是山的顶峰。可以尝试靠着墙完成这个体式，让肩胛骨、骶骨和脚后跟与墙壁相触。山式被认为是所有站立体式的基础。

平衡体式：拜日式（向太阳致敬式）——以山式作为开始姿势；向上致敬式；从燕式跳水到站立前屈；平脊前伸（颈部站立前屈式）然后恢复站立前屈。卷起或平背式（反向燕式跳水）到向上致敬式，然后是双手合掌做出山式。

山式是所有站立体式的基础，因此格外重要。一定要花点时间来保证做出正确的动作，从脚到头扫视全身，确保姿势平衡、对位、有支撑且活力充沛。后侧的肌肉大部分都是中立对齐的，充当着平衡器而不是助力器的作用。以向上致敬式看待山式，以发挥出完全的功效。

山式 [Tadasana（Mountain Pose）] 第一级

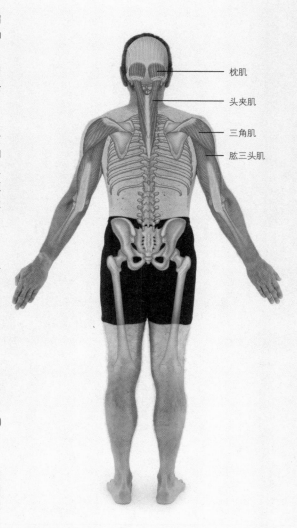

枕肌

头夹肌

三角肌

肱三头肌

第 4 章　脊柱肌肉

脊柱功能

　　脊柱是身体的中心，它在任何一种体式中都很活跃，即使是在挺尸式这种相对静止的状态中也不例外，它充当着微能量和信息通道的角色。当身体站立、坐下、下跪、后弯以及使用手臂保持平衡姿势时，脊柱支撑并维持躯干和头部的平衡。它连接上肢和下肢，并对与大脑相连的脊髓起到保护作用。胸椎与肋骨一起保护着心脏和肺部，腰椎或骶骨部位则保护着生殖器官等。

　　脊柱的肌肉负责四个不同的部位——颈椎、胸椎、腰椎和骶骨（移动幅度最小）——的稳定和移动。第五个部位——尾椎，则是固定不动的，它的椎骨是融为一体的，但是它却起不到支撑和保护作用，因为人坐下时身体重心会发生转移。尽管尾椎只是进化过程中尾巴的残余物，但是它在人体中还有另一个功能——作为肌肉和韧带的附着点（主要是骨盆底）。

脊柱动作

　　脊柱最灵活的三段可以完成屈曲、伸展、左右侧屈以及左右旋转等动作。

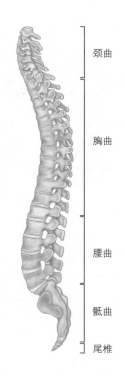

颈曲

胸曲

腰曲

骶曲

尾椎

脊柱，侧面图

脊柱也能够过度伸展（回弯），然而也不免有所局限。

　　颈椎——当脊柱向前弯曲（弓背姿势）平衡头部重量时，颈椎被看作是最灵活的部位，在最上端的两块椎骨只能进行特定的关节动作。寰枕关节（位于头骨和 C1 椎骨之间）可以屈曲和伸展，几乎不需要向一侧弯曲或旋转。寰枢关节（C1 寰椎和 C2 枢椎之间）主要负责旋转。如果没有并发症，所有的其他颈椎骨（C3~C7）都能够在三个平面上自由移动。

在任何瑜伽姿势中，一个重要的目标就是把身体打开而不是蜷缩成一团，这也是我为什么要教导学员要伸展，而非过度伸展颈后部，也不是挤压椎骨。

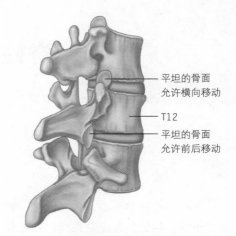

平坦的骨面
允许横向移动

T12

平坦的骨面
允许前后移动

关节突关节之间角度的变化有助于椎体各节段的运动

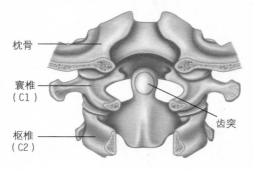

枕骨

寰椎
（C1）

枢椎
（C2）

齿突

寰枕关节

胸椎——这是脊柱最长的一段，一共有十二块椎骨，其主要的问题是伸展过度（背部后仰，就如同骆驼式一样，详情见下文）。靠下的椎骨骨突开始向下倾斜，因此当下腰时，一个骨突可能会与另一个发生接触。明白这一点对于瑜伽练习者们来说极为重要：当背部向后拱起时，一个人是不可能做出骨头对骨头的姿势的。

虽然人与人之间各有不同，但是大多数人的胸椎都有一个天然向后凸起的曲线（后部），后弯时则会自然前凸。［后弯动作更多的是借助脊柱（腰椎和颈椎）前凸，以及胸部上半部分完成的，因为这些部位的骨骼活动幅度较大。］在调动正确的肌肉来支撑这些部位，并使身体前侧打开时，需要正确、谨慎的指导。

当背部像桥一样向后拱起时，脊柱完全打开，这样可以降低动作难度，保护椎间盘（椎骨之间的纤维软骨）。

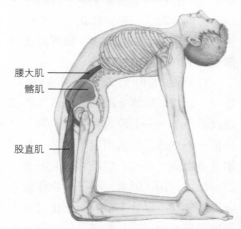

腰大肌
髂肌

股直肌

骆驼式第一级到第二级： 图中所标示出的前部肌肉正在拉伸，同时位于脊柱两侧的后部肌肉则支撑着背部的弯曲动作。注意留心骨盆的位置（与膝盖在同一条直线上），脊柱的颈椎部位支撑着头部重量，而不是使其下垂。

腰椎——脊柱的这一段向前弯曲，并且五块最大、最厚的椎骨也在这一部位。腰椎最大的局限就是旋转，这是由骨头形状的问题造成的。棘突（后部）体积庞大，骨面（连接的平面）的朝向限制了它的转动。同样地，在练习扭转脊柱时，掌握这些知识也是至关重要的。

　　瑜伽练习过程中出现的很多下背部损伤都是由于腰椎的转动幅度大于胸椎。脊柱过度扭曲拉伸也是危险元素之一。

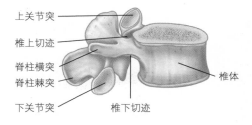

上关节突
椎上切迹
脊柱横突
脊柱棘突
下关节突
椎体
椎下切迹

腰椎骨（L3）侧视图

　　骶骨——等到青春期结束时，这一部位的 4~5 块椎骨已经融为一体，形成了骶骨，它逐渐固化并且承受着脊柱的重量。椎骨本身不会发生移动，但是在骶骨和骨盆连接处（骶骨关节）会有滑

行的动作。这个动作十分微小且是无意识的；当松弛激素开始分泌，分娩过程中支撑着这个关节的韧带开始拉伸时，这个动作就会自然而然地发生。

　　瑜伽练习中过度伸展（与背部伸展式一样）可能会导致骶骨关节有不适感，因为韧带不能够轻易"反弹"以恢复初始长度。于是这一部位就变得不太稳定，并伴有炎症和疼痛的发生。久坐不动也会使这一部位产生疼痛。

　　骨盆区的动作被称为是"绕动"（骶骨前移）和"逆向绕动"（骶骨的逆向运动）。不要把它们与骨盆旋转或倾斜混为一谈，尽管它们可能会与这些动作同时进行。

　　总而言之，脊柱的骶骨区尽管运动幅度并不大，但是仍然可能会出现发炎疼痛情况。这一点在瑜伽的高级体式中会看到，并且在激烈的向前弯曲姿势、旋转、双腿叉开，甚至是后弯时，我们一定要多加小心。

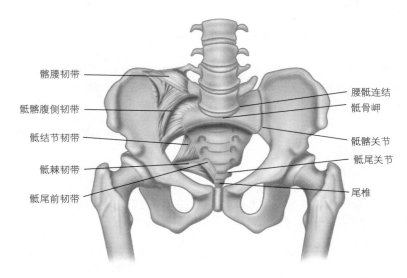

髂腰韧带
骶髂腹侧韧带
骶结节韧带
骶棘韧带
骶尾前韧带
腰骶连结
骶骨岬
骶髂关节
骶尾关节
尾椎

脊柱周围的韧带和骶髂关节

双角式（加强腿部伸展式）[Prasarita Padottanasana (Wide-leg Forward Bend)]
第一级

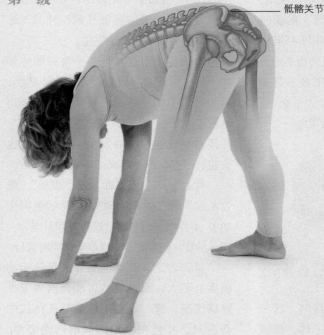

骶髂关节

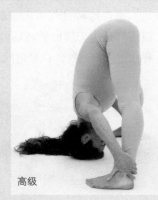

高级

prasarita = 打开；pado = 双脚；tan = 张开；
(pra-sa-REE-tah pah-doe-tahn-AHS-anna)。

意识： 呼吸、扩张、长度、伸展、镇定、内省。

动作和对位： 脊柱伸展，肩带关节正中对位，髋关节弯曲内收，膝关节伸展，双腿伸直，骶骨关节打开。髋关节弯曲时骨盆顶部向前移动。

方法： 以山式作为开始姿势，面对垫子长边站立，双腿分开比肩宽，双脚间距几乎等同于一条腿的长度。双手放在髋关节处，吸气且躯干向上延伸，呼气，从髋关节处前屈。当脊柱与地面平行，完整地呼吸一次，向外伸展同时调动核心肌群。再呼气时，身体放松下沉，双手放在地板上。感受到能量从地面产生，通过双脚向上到达双腿，调动股四头肌从而使腘绳肌伸展。

小贴士： 身体向前折弯时，这一体式可以产生很多的变化，增加身体前部和背部的长度和空间。分腿下犬式、脊柱扭曲以及深弓步也可以添加入这一体式中，使身体获得更好的好处。这一姿势被用来平衡一系列站立体式。

平衡体式： 山式，或者身体略微后倾，双手置于骶骨处。
正如脊柱是身体的中心一样，它同时也是瑜伽的核心。

以下部分展示了对脊柱起到锻炼作用的主要肌肉，与之相关的体位都有相应的插图和详细说明。

竖脊肌（Erector）
（骶棘肌，Sacrospinalis）

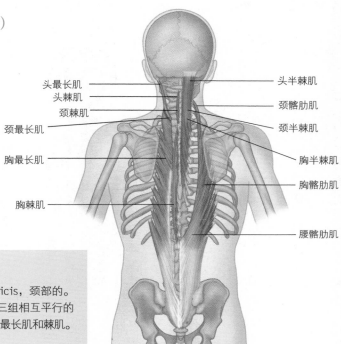

头最长肌
头棘肌
颈棘肌
颈最长肌
胸最长肌
胸棘肌

头半棘肌
颈髂肋肌
颈半棘肌
胸半棘肌
胸髂肋肌
腰髂肋肌

希腊语：splenion，绷带。
拉丁语：capitis，头部的；cervicis，颈部的。
竖脊肌，又叫"骶棘肌"，包括三组相互平行的
肌肉。从外向内分别是髂肋肌、最长肌和棘肌。

起点
头夹肌：项韧带的下半部。第七节颈椎（C7）
的棘突以及胸椎的上面三块（T1~T3）。
颈夹肌：第三到第六块胸椎（T3~T6）的棘突。

止点
头夹肌：颞骨乳突的后下方，上颈线的侧面，
一直深入到胸锁乳突肌的止点。
颈夹肌：最上面的三块颈椎骨（C1~C3）横突
的后结节。

动作
合作：伸展头部和颈部。
单独：颈部向一侧弯曲。肌肉收缩的同时将头
部转向同一侧。

神经
中部和下部颈神经的背侧支。

基本功能动作
例如：抬头上看或者向后扭头看。

可能会对肌肉造成损伤的动作或伤病
反方向猛扭。做举重动作时未弯曲膝盖或保持
背部挺直。在距离身体较远的位置长时间举着
某个重物。
在瑜伽中，做动作时过度伸展。向前弯曲身体
到极限时易发生过度伸展。

当肌肉处于长期紧张／紧缩时常见的问题
头痛或脖子痛。

频繁使用这块肌肉的体式
强化：大多数脊椎向与重力相反的方向延展的
站立和坐下的姿势，如战士一式、战士二式和
战士三式；脊柱过度伸展的后弯体式；所有的
侧弯体式，如门闩式、三角式、侧角伸展式、
反战式；回归山式站姿。
伸展：婴儿式、犁式，以及侧弯体式。

战士二式［Virabhadrasana Ⅱ（Warrior Ⅱ）］第一级

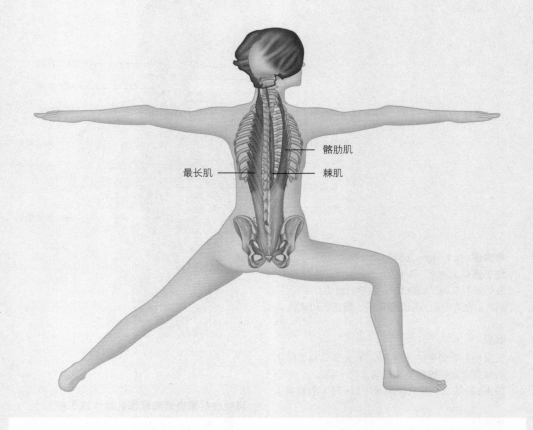

髂肋肌

最长肌　　　　　　　棘肌

Virabhadrasana= 战士或勇士；（veer-ah-bah-DRAHS-anna）。

意识： 呼吸、空间、力量、伸展、胸腔扩张、平衡、打开、团结。

动作和对位： 脊柱伸展，肩关节外展，肩胛带稳定。髋关节和膝关节屈曲（前腿）；髋关节后伸内收，膝关节伸展（后腿）。骨盆打开，前腿膝盖位于踝关节正上方，后脚与前脚垂直，前脚脚后跟与后脚足弓在一条直线上。

方法： 以山式作为开始的站立姿势，双手放在髋关节处；后腿后跨一步，下肢保持原有姿势不变，前腿膝盖弯曲。吸气，同时双臂朝身体两侧伸展，双目掠过前臂直视前方。调动核心肌群，同时骨盆底上抬。

小贴士： 这是一个能够锻炼身体协调性的强大体式，可以在课前或课中进行。同时它也可以作为战士一式和三角式的过渡。关注呼吸、能量和身体的伸展。腹部上抬时需要下压尾椎骨；这样可以保护下腰椎。确保前腿膝关节朝前，同时不超过大脚趾，髋关节略微向外旋转。后脚脚掌边缘下压，获得身体的力量。后脚是身体平衡的基础。

平衡体式： 身体两侧交替重复此动作，以及山式或双角式。

头半棘肌，颈半棘肌，胸半棘肌
（Semispinalis Capitis，Cervicis，Thoracis）

横突棘肌（Transversospinalis）是由三个小型肌肉群组成。然而，与竖脊肌不同，每个肌肉群都深入表皮下方。它们互相连结但不并排在一起。从外向内，这些肌肉群分别是半棘肌、多裂肌和回旋肌。它们的肌肉纤维通常向上，从横突到棘突向内侧延伸，有时候会被归为"后深肌肉"。这些肌肉能使身体进行的主要动作有旋转、伸展以及部分的侧屈动作。

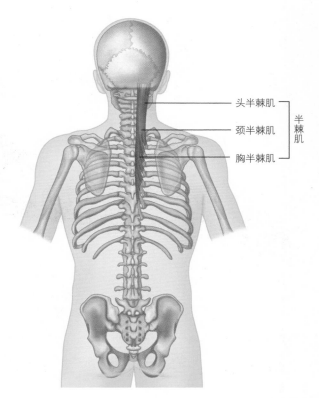

头半棘肌
颈半棘肌 } 半棘肌
胸半棘肌

拉丁语：semispinalis，半脊肌；capitis，头部的；cervicis，颈部的；thoracis，胸部的。

起点
颈椎横突和胸椎（C1~T10）。

止点
枕骨的项线与颈椎的棘突以及胸椎最上方的四块椎骨（C2~T4）。

动作
头部：头部最强大的伸肌，辅助旋转动作。
颈部和胸部：拉伸颈部和胸部的脊椎，辅助颈椎和胸椎的旋转动作。

神经
颈椎和胸椎神经的背侧支。

基本功能动作
例如：抬头上看或者向后扭头看。

可能会对肌肉造成损伤的动作或伤病
反方向猛扭。在瑜伽运动中，过度伸展以及旋转胸椎、颈椎。

频繁使用这块肌肉的体式
强化：眼镜蛇式、蝗虫式、鱼式。所有涉及扭动、旋转的体式。战士三式。
拉伸：婴儿式、犁式及扭转体式。

眼镜蛇式［Bhujangasana（Cobra）］第一级

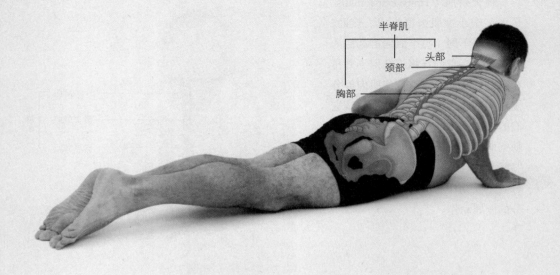

半脊肌
颈部
头部
胸部

bhujanga= 蛇；(boo-jan-GAHS-anna)。

意识：呼吸、力量、伸展、刺激核心肌群、心肺扩张。

动作和对位：脊柱过度伸展，肩关节从伸展到屈曲，肩胛带后缩，髋关节伸展。核心肌群和腿部激活，双手放在肩关节正下方。

方法：俯卧在地上，双手和肘部收至胸腔下。双腿并拢、伸展，双脚用力向下压地面，收腹，保护腰椎。躯干从地面抬起，髋骨着地压入垫子。双目直视前方。双手不要向下按压；脊柱伸肌收缩使上肢对抗重力、向上抬起，从而使身体得到全面的锻炼。

小贴士：首先体验"小眼镜蛇式"，此时双手可以从地上抬起，确保身体是利用脊柱伸肌而非双臂运动。完成这个动作后，双手可以向下压，增大身体前侧的拉伸幅度，同时核心肌群仍然保持紧张。这是一个基本的下腰动作，也可以作为更高级体式的热身动作——拜日式就将其作为热身动作。如果腰椎用不上力，就分开双脚，以便更有效地调动核心肌群。

平衡体式：婴儿式（详情参见第 8 章）。

多裂肌（Multifidus）

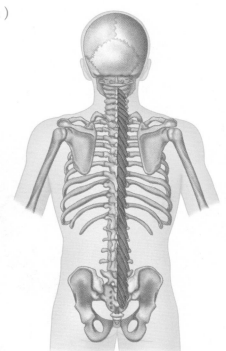

拉丁语：multi，多；findere，裂开。

这块肌肉是脊椎横突肌群的一部分，位于脊椎关节突和脊椎横突之间的沟里。

起点

骶骨的后侧表面，位于骶骨孔和髂后上棘之间。所有腰椎的乳状突（上关节突的后边缘）。所有脊椎骨的横突。颈椎下段的四块颈椎骨的关节突起。

止点

部分附着于第二块到第四块脊椎骨的棘突上；总的来说，它包括从第五腰椎一直向上到颈椎（L5~C2）的所有棘突。

动作

保护椎骨连接免于遭受更加强大的表面原动肌所产生的动作冲击。伸展、侧屈以及脊柱的旋转。

神经

脊神经的背侧支。

基本功能动作

例如：在所有的动作和体式中，有助于维持良好的姿势以及脊柱稳定性。

可能会对肌肉造成损伤的动作或伤病

向上抬升时，膝盖未弯曲或者背部挺直。上举时，双手握住的物体与身体间的距离过远。瑜伽运动中，过度弯曲或扭曲。

频繁使用这块肌肉的体式

所有的站立、跪姿、坐下、后弯以及扭转或旋转的体式。

回旋肌（Rotatores）

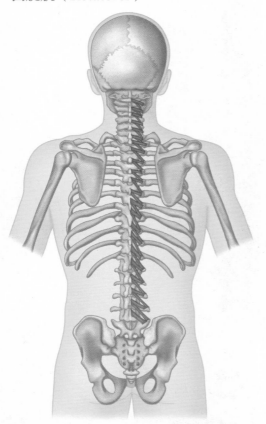

腰方肌

腰大肌

注意腰椎后部肌肉的稳定作用

拉丁语：rota，转动。

这些小肌肉束是脊椎横突肌群最深面的一层。

起点
每一块脊椎骨的横突。

止点
上面相邻的一块脊椎骨上棘突的根部。

动作
旋转，并在脊柱伸展时起辅助作用。

神经
脊神经的背侧支。

基本功能动作
在站立、坐下以及所有其他的动作和体式中，帮助维持良好的身体姿势和脊柱的稳定性。

可能会对肌肉造成损伤的动作
向上抬升时，膝盖未弯曲或者背部挺直。上举时，双手握住的物体与身体间的距离过远。瑜伽运动中，腰椎扭动幅度过大会适得其反。

频繁使用这块肌肉的体式
所有的站立、跪姿、坐下、后弯、扭曲或旋转的体式，以及它们的强化和伸展动作。

腰方肌（Quadratus Lumborum）

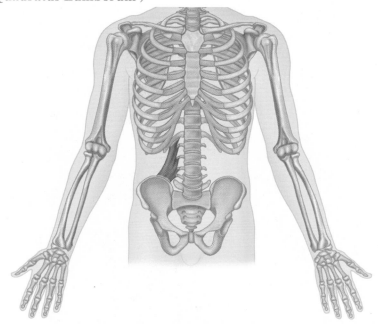

拉丁语：quadratus，四方；lumborum；腰部的。

一块起着稳定作用的肌肉。

起点
髂骨。髂腰韧带（从第五腰椎到髂骨之间的韧带）。

止点
第十二根肋骨。上方的四块腰椎（L1~L4）的脊椎横突。

动作
脊柱侧屈。深呼吸时固定第十二根肋骨（歌手们练习声音控制时有助于稳固膈肌）。有助于伸展脊柱的腰椎部分，并使它保持侧向的稳定性。

神经
肋下神经以及上方腰椎神经（T12，L1，L2，L3）的腹侧支。

基本功能动作
例如：身体呈坐姿向一侧弯曲，从地上捡起一个物体。

可能会对肌肉造成损伤的动作
身体猛然向一侧弯曲或者从一侧弯曲的动作突然抬高。

当肌肉长期紧张或收缩时的常见问题
髋关节和臀部以及下背部的牵涉性疼痛。

频繁使用这块肌肉的体式
强化：巴拉瓦伽式、战士二式、门闩式及侧角伸展式。
拉伸：侧弯山式和犁式。

巴拉瓦伽式［Bharadvajasana（Seated Twist）］第一级

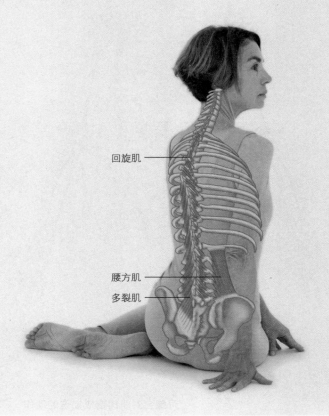

回旋肌

腰方肌

多裂肌

Bharadvaja= 传奇的贤者；（bah-ROD-va-JAHS-anna）。

意识：呼吸、伸展、净化、放松。

动作和对位：脊柱伸展和旋转，肩关节和肩胛带都保持稳定，肘关节伸直，髋关节与膝关节弯曲。双腿固定不动，骨盆与手臂支撑身体。

方法：坐在地上，双腿交叠侧屈。核心肌群紧张，同时脊柱上提，扭转身体远离膝关节。一只手放在外侧膝关节上，另一只手放在身体后侧，靠近脊柱。如果颈部没有问题，那么双眼视线可随着身体的扭转而移动。

小贴士：作为相对较为容易的扭曲动作，巴拉瓦伽式可以作为热身活动，或者作为运动结束后的放松体式。如果每一块脊椎骨都上下堆叠，脊柱的扭转功能就能够发挥得最好。当坐骨朝后拱起时，髋关节下方的毯子可以帮助椎骨进行这一动作。身体扭转的一侧利用支撑物可以缓解下背部的不适。可以利用双臂和双腿进行变体动作。

平衡体式：束角式（详情参见第 8 章）。

腹外斜肌和腹内斜肌（Exterral and Internal Obliques）

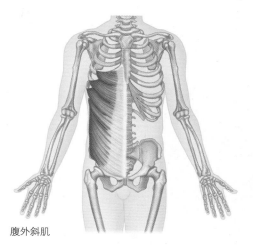

腹外斜肌

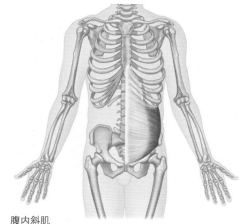

腹内斜肌

拉丁语： obliquus，斜的，倾斜的。

腹外斜肌后部的纤维通常会与背阔肌重叠，但是某些情况下两者之间还是会留有空隙，被称作"腰三角"，恰好位于髂骨的上方。腰三角是腹壁的薄弱点。腹内斜肌被看作是一块强有力的稳定肌和原动肌。

起点

腹外斜肌：下方的八根肋骨。

腹内斜肌：髂骨。侧面三分之二的腹股沟韧带。胸腰筋膜（下背部的结缔组织膜）。

止点

腹外斜肌：髂骨的前部，深入腹肌腱膜，然后到腹白线终止（从胸骨一路向下的一条肌腱带）。

腹内斜肌：下方的三到四根肋骨，与腱膜交织，止点为腹白线。

动作

腹部收缩，有助于支撑腹腔脏器对抗下垂的重力。

腹外斜肌：单侧收缩，躯干朝一侧弯曲并朝相反侧（对侧的）旋转。

腹内斜肌：单侧收缩，躯干朝一侧弯曲并朝同侧（同侧的）旋转。

当左右两侧同时收缩（腹内和腹外斜肌），它们有助于身体弯曲。

神经

腹外斜肌：胸神经腹侧支（T5～T12）。

腹内斜肌：胸神经腹侧支（T7～T12），髂腹股沟神经和髂腹下神经。

基本功能动作

例如：用铁锹挖土或扭转。

当肌肉无力时的常见问题

腰椎受损，因为腹部肌肉张力可以让腰椎稳定。

频繁使用这块肌肉的体式

强化： 任何涉及侧屈、弯曲或者脊柱旋转的体式，例如三角式、门闩式、三角侧伸展式、半鱼王式、扭转三角式、头碰膝扭转前屈伸展坐式及束角式。

拉伸： 侧弯和桥式。

腹直肌（Rectus Abdominis）

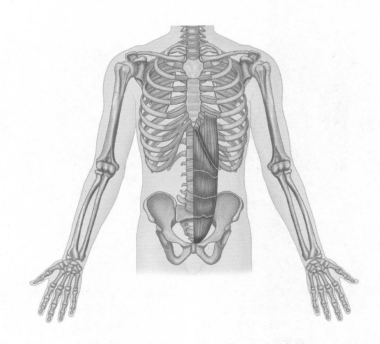

拉丁语：rectus，笔直的；abdominis，腹部的。

腹直肌被横行的腱划分成 3~4 个肌腹，每一个都被腱膜纤维所覆盖。这些居中的纤维则形成一条腹白线。位于腹直肌下方前侧的就是经常看不到的"锥状肌"，始于耻骨联合处，向上插入白线。它可以拉紧腹白线。

起点
耻骨嵴和耻骨联合（耻骨正面）。

止点
剑突（胸骨的根部）；第五、第六和第七肋软骨。

动作
腰椎弯曲，胸腔下压，走路时稳定骨盆。

神经
胸神经腹侧支（T5~T12）。

基本功能动作
例如：从低矮的椅子上站起来。身体由仰卧位卷起。

当肌肉无力时的常见问题
腰椎受损，因为腹部肌肉张力可以让腰椎稳定。

频繁使用这块肌肉的体式
强化：三角侧伸展式、膝碰胸式、船式、吊胃呼吸法、幻椅式以及其他将腹直肌作为脊柱稳定器的体式。
单腿站立的体式有助于稳定脊柱和骨盆：战士三式和树式。
拉伸：桥式和后仰式。

三角式［Trikonasana（Triangle Pose）］第一级

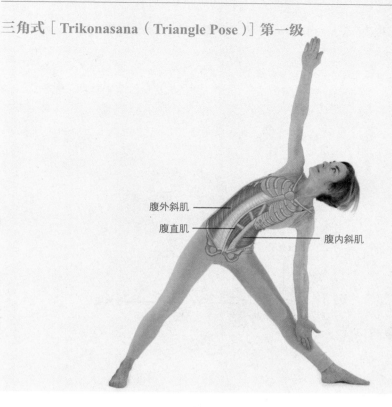

腹外斜肌

腹直肌

腹内斜肌

trikona= 三个角或三角形；（tree-kone-AHS-anna）。

意识：呼吸、力量、伸展、扩张、平衡、支撑、刺激、能量、治疗作用、集中精力。

动作和对位：脊柱伸展，肩关节外展，肩胛带稳定，肘关节和腕关节伸展，核心肌群启动，骨盆稳定，髋关节屈曲以及外旋（前腿），髋关节伸展和外展（后腿），膝关节屈曲和伸展，后脚踝关节旋外。肩关节上下对齐，前腿脚后跟与后脚中心线对齐。

方法：以山式作为开始姿势，双手放在髋关节上，一只脚后退一步呈战士二式。前腿膝关节伸展且保持不动，骨盆保持正中位。核心肌群启动，同时盆底肌上提。前臂和躯干前伸，同时骨盆向反方向下压。完成这个动作后，下方的手掌下垂放在腿部内侧或砖上，同时上方的手臂朝天空方向伸展。头部与脊柱保持大约在同一条直线上。保持一分钟。

小贴士：身体伸展就如同撑在两个平面之间一样。可以试试将背部抵住墙壁上来完成这个体式。如果颈部能够挺直，眼睛可以盯住上方的手掌（一些练习者可能会选择将上方的手掌放在骶骨上）。腘绳肌会被拉伸，尤其是后腿。膝盖放松有助于释放张力。吸气，身体上抬，收回姿势，然后换身体另一侧重复以上动作。这个体式的最佳练习时间是课程中间，而此时需要集中精力。

平衡体式：反战士式（详情见下文"腰大肌"部分）。

膝碰胸式（祛风式）［Apanasana（Wind Reliever）］第一级

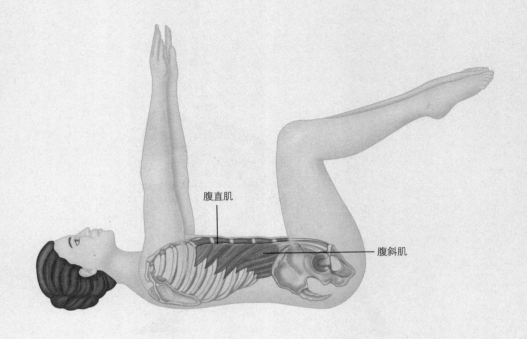

腹直肌

腹斜肌

膝碰胸式是另一个针对腹直肌的体式。它与普拉提 100（Pilates 100）的姿势很像。以下描述的方法将会解释二者之间的不同。

apa = 远离；apana = 第 2 章中所阐述的能量波流之一；（ah-pa-NAHS-anna）。

意识：呼吸、核心肌群、颈部力量、消化、消除。

动作和对位：脊柱屈曲，肩关节及肩胛带稳定，髋关节屈曲，膝关节屈曲。膝关节位于髋关节正上方。

方法：身体呈仰卧姿势，膝关节弯曲，小腿呈桌式。双手放在膝盖上。吸气，然后呼气，同时脊柱弯曲，鼻子朝膝盖方向移动。吸气，双腿向外伸展，然后呼气，双腿收回，恢复桌式。重复进行 3~4 次。

小贴士：利用腹直肌使脊柱弯曲，利用胸锁乳突肌使颈部屈曲。脊柱伸展，臀肌也同时舒展。这一体式特别适合在课程刚开始时练习，因为它可以使核心肌群得到激活，或者在课程结束时，在挺尸式之前进行。

平衡体式：挺尸式（详情参见附录 1）。

腰大肌（Psoas Major）

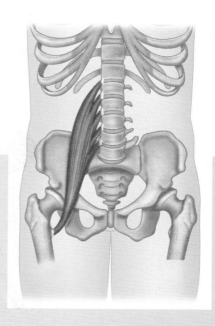

希腊语：psoa，腰部肌肉。

拉丁语：psoa，更大的。

腰大肌和髂肌（髂腰肌群）因为其位置和对腹腔脏器的缓冲保护作用被看作是腹腔后壁的一部分。然而，在完成髋关节屈曲的动作时，这两块肌肉也会产生作用（其中腰大肌作用相对较弱），因此第 8 章也会对其进行介绍。腰大肌附着在腰椎上（在第 5 章中有论述），本身也是一块深层的核心肌。注意，腰大肌的部分上层肌纤维可能会被一条长长的肌腱嵌入髂耻隆起中，形成腰小肌。腰小肌几乎不发挥任何功能，大约 40% 的人没有这块肌肉。

这块肌肉两侧痉挛可能会增大腰椎前凸幅度，过度使用或使用不当则可能会导致另一个体式问题以及（或者）疼痛——平衡是关键！

起点
第十二根胸骨和所有腰椎（T12~L5）。每一块腰椎上方的椎间盘。

止点
股骨小转子。

动作
髋关节屈肌连同髂腰肌使髋关节屈曲且使大腿朝一侧旋转，就如同踢进一个足球一般。从止点开始，躯干略微屈曲，就好像从仰卧位坐起来一样。对于腰椎和髋关节来说，它都是强大的稳定肌。

神经
腰椎神经腹侧支（L1~L4）。

基本功能动作
例如：上台阶或者朝斜面上走。

可能会对肌肉造成损伤或危害的动作
过度使用，因为它是一块强大的稳定肌，并且是腰椎和髋关节处两个关节的肌肉。
使用不当，例如久坐不动可能会导致腰大肌变小、萎缩。

频繁使用这块肌肉的体式
所有站立的体式都要使用腰大肌来稳定腰椎和髋关节。
强化：船式、战士一式、战士二式、战士三式以及反战士式。在这些体式中，力量集中到前腿上，后腿拉伸。高弓步式。
拉伸：高弓步式及战士式的后腿动作。

反战士式（Viparita Virabhadrasana）第一级

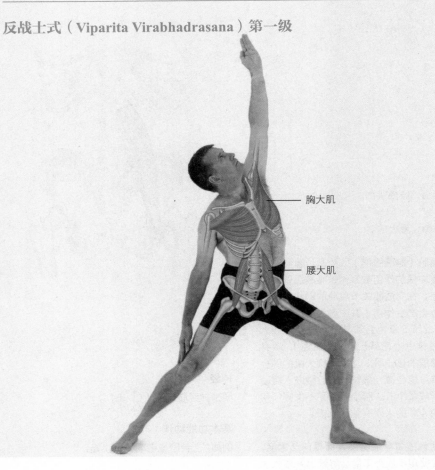

胸大肌

腰大肌

viparita = 反转，倒转；Virabhadra = 战士的名字；
(vip-par-ee-tah veer-ah-bah-DRAHS-anna)。

意识：呼吸、伸展、力量、胸腔扩张、骨盆稳定、循环。

动作和对位：脊柱侧向弯曲，肩关节外展与内收，肩胛带稳定，肘关节和腕关节伸展，髋关节屈曲、后伸、外展，膝关节屈曲和伸展。下肢同战士二式中一样对齐。

方法：以战士二式作为开始姿势，扭转脊柱，双臂向上、向后举，双腿和双脚牢牢地固定在地上。为了增大运动难度，可以增大弓步幅度，

后臂隐藏在身后增大约束力。核心肌群和盆底肌上提，同时躯干向后伸展。

小贴士：这是战士式和三角式很好的平衡体式，更多向一侧而非向后弯曲。吸气时身体打开，因而呼吸非常有力，呼气时减缓身体张力。

平衡体式：站立前屈式（详情参见第 6 章）。

高新月式（高位走跑式或冲刺式）
[Alanasana（High Lunge or High Crescent Moon）] 第一、二级

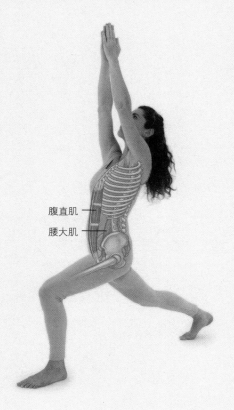

腹直肌 —

腰大肌 —

高新月式是一个很好的体式范例，用上了本章中所讨论过的所有肌肉（还包括髋关节和膝关节处的主要肌肉）。这个体式对于锻炼力量（前腿）以及腰大肌的拉伸（后腿）极为有效，腰大肌同时也可以起到稳定腰椎的作用。

意识： 呼吸、力量、伸展、支持、核心运动、平衡、能量、专注。

动作和对位： 脊柱伸展，肩关节屈曲，肩胛带稳定，髋关节屈曲和伸展，膝关节屈曲和伸展，核心肌群启动。前腿膝盖位于踝关节正上方，骨盆正位。

方法： 通常在下犬式之前或之后的拜日式过程中进行。一条腿向后抬，然后另一条腿前伸，同时膝盖弯曲。躯干上抬，双手放在前侧大腿上或者将双臂向上举。

小贴士： 通过尾骨下压，小腹和盆底肌上提的方式使核心肌群启动。通过膝盖伸直、后脚脚跟向后推的方式激活后腿。双眼直视前方将有助于维持身体平衡。可以将瑜伽砖置于两只脚外侧来支撑身体，或者同时后腿膝盖放在地面上。

平衡体式： 下犬式（详情参见第 6 章）。

第 5 章　深层核心肌与骨盆底

在第 4 章中脊柱被描述为身体这个宇宙的中心。脊柱和骨盆通过骶骨相连，而它们又一起构成了我们身体的核心。

表层与深层核心肌

表层核心肌是许多运动计划的中心。目标肌肉通常是前腹肌群，主要包括腹直肌、腹内斜肌与腹外斜肌。这些肌肉主要会发生屈曲，围绕胸椎和腰椎旋转（详情参见第 4 章）。

锻炼一定要深入才能确保整个身体中心获得支持和健康。平衡、力量和稳定性通过腰椎周围的肌肉连接成为一个整体。五块隐藏在深处但极为重要的肌肉分别是膈肌（第 32 页）、腰大肌（第 69 页）、腰方肌（第 62 页）、竖脊肌（第 57 页，不包括半棘肌）和腹横肌（第 35 页）。这些肌肉已经在介绍呼吸和与脊柱相关的章节有过详细描写，因为它们与之相关并且也位于这些部位。把它们放到一起可以帮助你认清它们与脊柱下部和骨盆深处的关系，这一部位被称作"深核"，主要维持腰椎到骨盆之间的稳定性，是身体对齐的关键。

频繁使用深层核心肌群的体式

所有的体式都会涉及深层核心肌群，有时候还会特别插入一些与之相关的动作，以更好地帮助练习者（详情见附录 2 中的插入部分）。不过某些姿势要比另一些效果更好。从呼吸动作开始有助于将注意力转移至深层核心肌群，而且身体姿势的平衡与力量在发现这些隐藏肌肉的重要性方面意义重大。

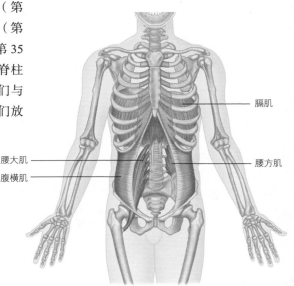

膈肌

腰大肌

腹横肌

腰方肌

侧角伸展式
[Utthita Parsvakonasana（Extended Side Angle Pose）]

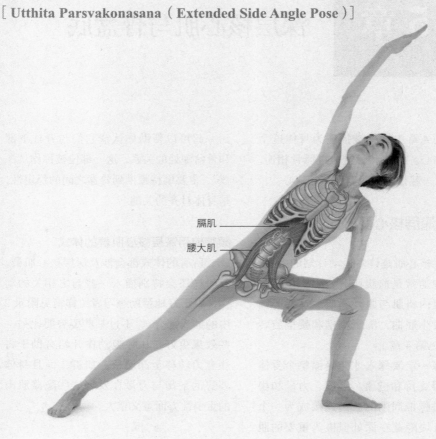

膈肌

腰大肌

utthita= 伸展；parsva = 向侧面的；kona = 角；(oo-TEtah parsh-vah-cone-AHS-anna)。

意识： 呼吸、力量、伸展、胸腔和胸部扩张、核心运动、平衡、集中精力。

动作和对位： 脊柱伸展和侧屈，肩关节内收与外展，肩胛带上下旋转，肘关节屈曲，髋关节屈曲和伸展。膝关节屈曲和伸展。

方法： 以战士二式作为开始姿势，躯干弯曲超过前大腿位置，下方的手掌撑在瑜伽砖上或者将前臂轻轻放在前大腿上，同时上方手臂向上或者沿着头部一侧举起。视线可以向下、向前

或者向上越过上举的手臂。这个姿势通常会出现在战士系列中，并在课程中间进行。上图中所展示的就是这个动作中身体前侧除了腹横肌之外被激活的深层核心肌群；可以想象一下身体后侧的核心肌群也在腰椎周围运动，稳定着腰椎。

小贴士： 这是一个针对深层肌肉的姿势，两条腿得到的关注不分伯仲，通过双脚和双腿将能量输送到身体，让能量进入身体中心。这里需要针对核心肌群进行引导激活，后脚脚跟也要用力下踩。同时放松颈部和肩部。

平衡体式： 反战士式（详情参见第4章）。

猫式（猫 / 牛伸展或太阳鸟式）
[Chakravakasana（Cat/Cow Stretch or Sunbird）]

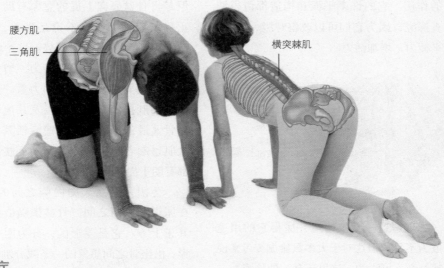

腰方肌

三角肌

横突棘肌

骨盆底

骨盆像一个盆地，充当着建筑基石的角色，支撑和平衡着左右两侧的股骨。它由三根骨组成：一块骶骨和两块髂骨（到了青春期，髂骨、坐骨以及耻骨区融合成整体的髋骨）。

骨盆可以移动，但是移动动作真正发生在腰椎和髂骨（髋）关节，例如在骨盆倾斜时。猫式糅合了骨盆的前倾和后倾动作，可以作为其他体式的一部分。

chakra = 转动；vaka = 鹤，神鸟；(chak-rah-vah-KAHS-anna)。
单独地：bidalasana = 猫；bitilasana = 牛。

意识：呼吸、伸展、力量、骨盆倾斜、平衡、流动、柔韧的脊柱、核心肌群。

动作和对位：脊柱屈曲或过度伸展，肩关节屈曲，肩胛带内收和外展，肘关节和腕关节伸展，手臂和腿部支撑。双手置于肩关节正下方，膝盖在髋关节正下方。

方法：从桌式作为开始姿势（双手双腿膝盖着地俯卧），脊柱位于正中，呈弯曲姿势。吸气时前侧曲线曲度增大，尾骨和头部抬高，同时小腹下垂（牛背/犬倾斜）。呼气时尾骨下沉，脊柱向上拱起形成后弯曲姿势；头部下垂，同时肩胛骨分开。要注意躯干前侧以及身体背侧是如何移动的。

小贴士：所有的动作都从尾骨开始，使所有的动作通过脊柱向上流动。太阳鸟式是一个保持平衡的动作：从桌式开始，一只胳膊向前，同时异侧腿向后伸。调动核心肌群可以有效地维持身体平衡。这是缓解背部疼痛的很好的姿势。如果手臂不能很好地支撑身体，双手可以放在椅子上。膝盖下方的毯子也可以发挥一定的作用。这个体式可以在课堂上随时进行，尤其是可以使脊柱以及核心肌群做好热身准备。

平衡体式：婴儿式（详情参见第 8 章）。

这一区域的底部——骨盆底——在瑜伽运动中发挥着独一无二且不可替代的作用。它的许多平面和构造都值得调查探究,因为它们可以改善呼吸、姿势、平衡力,增加活力。

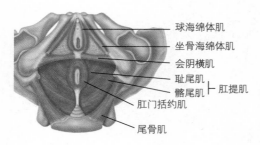

球海绵体肌
坐骨海绵体肌
会阴横肌
耻尾肌
髂尾肌 } 肛提肌
肛门括约肌
尾骨肌

理解这一部位构造并懂得它的用途极为不易,但这对于大多数瑜伽练习来说却是必不可少的。这里还有一处膈膜——骨盆横隔(Pelvic diaphragm),它包括数层肌肉和筋膜以及骶神经丛。呼吸时,它与位于喉部的第三个膈膜——声带膈膜互相配合。简而言之,对于瑜伽练习者来说,骨盆部位很重要,因为它涉及肌肉支持、敏感的神经末梢以及呼吸运动。

在瑜伽运动中,我们会将骨盆底"向上提"。这么说虽然会有点让人难以理解,但是将骨盆底向上提的意象有助于调动正确的肌肉组织,不论是坐着、跪着、站着,甚至是倒立的姿势。这个动作可以增强支撑力,改善平衡力,增大体积极小但至关重要的肌肉的力量。这些肌肉包括肛提肌、尾骨肌以及其他可以强化骨盆底的肌肉。下腹壁囊括其中,腰大肌也起着稳定的作用,甚至髋部收肌都有助于提升骨盆底。

会阴是两条大腿内侧之间的部位,在尿道和肛门之间,骨盆横隔恰好位于其正上方。它是菱形的,分为两个三角形,由坐骨之间想象的一条线分割开——尿生殖三角和肛门三角。括约肌都位于此处(括约肌是环状肌,可以控制物质流转)。利用骨盆底支撑身体姿势时,肌肉小幅度、有意识地收缩,可以使骨盆底上抬。

蹲坐式或花环式［Upavesasana（Sitting-down Pose）or Malasana（Garland Pose）］第一、二级

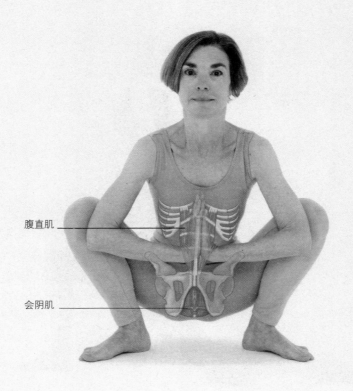

腹直肌 _____

会阴肌 _____

upa ＝ 向下；maalaa ＝ 花环；mala ＝ 杂质；(oopah-veh-SAHS-anna；ma-LAHSanna)。

意识：呼吸、伸展、放松。刺激器官和新陈代谢，盆底肌和膈肌启动，集中精力，开髋。

动作和对位：脊柱伸展，肩关节和肩胛带稳定，肘关节屈曲，腕关节和手掌伸展，髋关节屈曲和外旋，膝关节屈曲，踝关节背屈。双脚间距比肩略宽，双脚外指。双手合掌呈祈祷式。

方法：以站立式作为开始姿势，双脚间距至少要超过 30 厘米，双手合掌或放在髋关节处。身体慢慢下蹲，髋关节和膝关节屈曲，同时脊柱尽可能地保持挺直。这是一种蹲坐姿势，脚跟朝上或向下。用肘关节将膝盖分开，辅助做出一个漂亮的伸展动作。

小贴士：对于下背部的健康来说，这是一个再完美不过的姿势了，可以借助重力放松。使用可供蹲坐的瑜伽砖可以缓解这一动作对髋关节、膝关节和踝关节的冲击。脚跟后侧过短的跟腱可以使脚跟抬离地面。内在核心肌肉收紧。这是一个从站立到蹲坐的过渡体式，可在课程的任何时候进行。

平衡体式：挺尸式（详情参见附录 1）。

新月式［Anjaneyasana（Crescent Pose，Low Lunge）］第一级

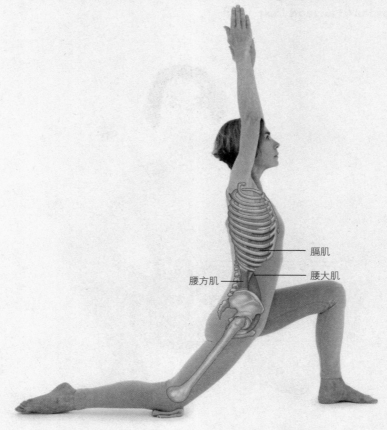

膈肌

腰方肌

腰大肌

意识: 呼吸、伸展、力量、打开心胸、开髋、核心肌群工作、平衡、凝视。

动作和对位: 脊柱伸展,肩关节屈曲,肩胛带向上旋转,髋关节屈曲与伸展,膝关节屈曲,后脚跖屈。后腿伸展,前腿膝盖弯曲,两侧骨盆保持水平。

方法: 以站立前屈式作为开始姿势,双手放在双脚的任意一侧或撑在瑜伽砖上。一只脚后跨一步下压成弓步,同时后腿膝盖弯曲跪在地板上;膝盖下方可以垫一条毛毯。后脚伸出,双臂向外或向上举起,从臀部到双臂摆出一个新月形(身体微微向后弯曲)。双目直视前方或者抬头盯住双手。在拜日式中,这个体式是热身运动的一部分。

小贴士: 盆底肌上抬且核心肌群启动有助于维持身体的平衡。尾椎骨朝下,同时肩关节和肩胛骨下压。如果可能的话,骨盆向前平推,增大位于后方的大腿前侧的牵拉力。双手放在前方大腿上或放在骶骨处。如果肩关节有问题也可以使用仙人掌式。

平衡体式: 下犬式(详情参见第 6 章)。

第6章　肩关节与上臂肌肉

这个复杂的部位主要有以下关节。

- 肩胛带——胸锁关节
- 肩关节——盂肱关节
- 肘关节——肱尺关节

每个关节都有特定动作，部分肌肉还会附着在两块或者更多的骨上。这些肌肉被称作"多关节肌"，因为它们需要多个关节协同工作。

肩关节的结构允许它进行大幅度的动作，手臂和手掌的位置都相对自由。肩部区的动作由胸部、背部和上臂肌肉决定。臂丛神经中枢经由此处然后一路向下，支配着整条手臂的肌肉。

肩胛带

结构

这是一个相对独立部位，可以使肩关节大幅度活动。三块骨头：锁骨、肩胛骨和胸骨彼此相连，组成肩胛带。肩胛带的动作在胸锁关节最为活跃，它反过来会带动肩胛骨动作。这个关节是中轴骨与躯干唯一的连接处。肩胛胸壁关节、肩锁关节和喙锁关节是相对较小的关节，它们彼此相连，但发生移动的概率却较低。

动作

肩胛带可进行六到八个动作。本书

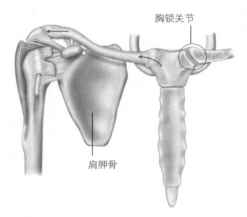

胸锁关节

肩胛骨

将所有动作都一一列举，因为它们都是与许多瑜伽体式相关联的主要动作。它们分别是上提、下降、外展（前伸）、内收（后缩）、上回旋和下回旋以及前倾和后倾。这些动作通过肩胛骨在空间中的移动来实现：肩胛骨向上移动就是上提，向下移动就是下降，远离脊柱就是外展，向脊柱方向拉就是内收。上回旋动作通过肩胛骨的下角向外、向上移动来实现；下回旋动作则是反向动作。当胳膊在体后伸展时就是前倾，后倾则是身体向后拱起，此时肩胛骨上部朝后旋转。第1章阐述了这些动作。

几乎所有的瑜伽体式都涉及肩胛带的动作。即使是在山式和静坐冥想中，练习者都要记得"肩胛骨向后向下"。这是外展、下回旋和下降动作相结合的微小动作。

肌肉

　　肩胛骨的运动由六块肌肉完成，分别是胸小肌、前锯肌、锁骨下肌、肩胛提肌、菱形肌以及斜方肌。这六块肌肉都位于胸部（前侧）和背部（后侧）。其中的两块肌肉——肩胛提肌和斜方肌（其中的斜方肌上束）附着在颈椎处。每一块肌肉的功能都十分明确，尤其是斜方肌，因为它不同的部位可进行不同的动作，这种情况在肌肉中很少见。

肩胛提肌（Levator Scapulae）

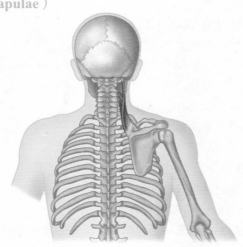

拉丁语： levare，提升；scapulae，肩胛骨的。肩胛提肌位于胸锁乳突肌以及斜方肌深处，它因为能够将肩胛肌向上抬而得名。

起点
上四块颈椎（C1~C4）横突的后结节处。

止点
肩胛骨内侧（椎骨）缘，位于肩胛骨上角和肩胛骨脊柱之间。

动作
帮助抬升和收缩肩胛骨，帮助颈部朝一侧弯曲。

神经
肩胛背神经（C4，C5）和颈神经（C3，C4）。

基本功能动作
例如：提一个很重的包或耸肩。

可能会对肌肉造成损伤的动作或伤病
颈部突然发生移动，例如突然的反向扭动。肩胛提肌连同斜方肌一起会因为压力而绷紧，因此拉伸十分必要。

使用这块肌肉的体式[3]
强化： 四柱式、颈部侧弯及耸肩。
拉伸： 颈部侧弯和肩滚翻。

3　在任何体式中，凡是手臂举起时，肩胛带也一定要随之上抬，从而使手臂超过水平位置。然后它需要完成反式、下降以及肩关节下压动作。

四柱式［Makarasana（Crocodile Pose）］第一级

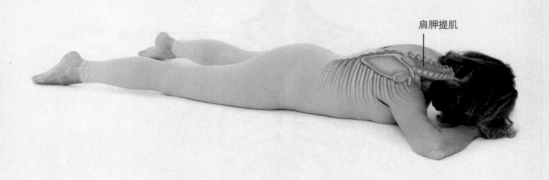

肩胛提肌

Makara = 海洋生物；(mak-ah-RAHS-ana)。

意识： 呼吸、伸展、扩张、放松、释放。

动作和对位： 肩关节外展，肩胛带上抬，肘关节屈曲，髋关节外旋，膝关节伸展，踝关节跖屈。脊柱保持中立位。

方法： 身体呈俯卧姿势（卧姿），双臂上抬，手掌上下互叠。前额放在手掌上。身体伸展，双脚分开与瑜伽垫同宽，双腿朝外旋转。通过呼吸使身体做好热身准备；核心肌群保持紧张。

小贴士： 这个体式很适合在课程开始时进行，或者是作为眼镜蛇式和蝗虫式的热身运动。呼吸的意识以及身体对吸气和呼气的回应，可以通过脚下起着支撑作用的地板深切地感知到。如果双脚放松，双腿可以向内旋转。如果身体呈俯卧姿势时不够舒服，也可以改为仰卧。可以将毯子卷起来放到胸部和肩关节下方来支撑身体；同时不要忘记保持颈部伸展而非抬升状态。

平衡体式： 从桌式到婴儿式。

斜方肌（Trapezius）

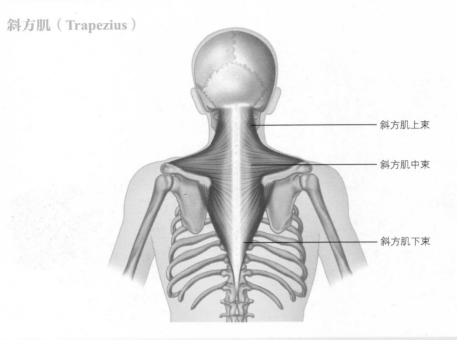

斜方肌上束

斜方肌中束

斜方肌下束

希腊语：trapezoeides，桌形。

起点

枕骨上项线内侧三分之一。枕外隆凸。第七块颈椎（C7）的棘突和棘上韧带，以及所有的胸椎骨（T1～T12）。

止点

锁骨侧面三分之一处后缘，肩峰的内侧缘，肩胛冈波峰的上缘以及波峰的结节。

动作

上束纤维：肩胛带向上拉（上提）。当肩部负重或手中拎着重物时，有助于预防肩胛带下降。
中束纤维：肩胛骨后缩（内收）。
下束纤维：肩胛骨下降，尤其是对抗身体阻力，如双手撑住椅子坐起来。
上束和下束纤维：旋转肩胛骨，例如当手臂高举过头顶时。

神经

运动神经：副神经 XI。

感觉神经（本体感受）：颈神经腹侧支（C2，C3，C4）。

基本功能动作

后缩（内收）。
上束和下束纤维协调工作的范例：天花板涂油漆（上旋）。

可能会对肌肉造成损伤的动作

下坠（双臂向外伸缓冲下降的力量）。

使用这块肌肉的体式

所有使用肩胛骨的体式，不论是在运动过程中还是静止不动时。
强化：蝗虫式、下犬式、上犬式、平板式、眼镜蛇式、弓式及上轮式（全轮）。
拉伸：鸟王式（鹰翅）、婴儿式及头碰膝式（头碰膝盖向前折弯）。

小菱形肌（Rhomboideus Minor）

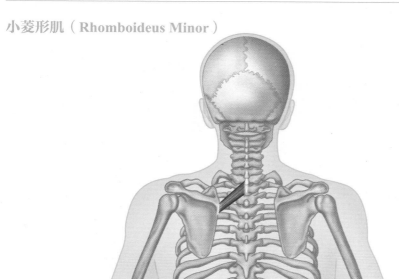

希腊语：rhomboeides，平行四边形，对边、对角相等。

拉丁语：minor，较小。

因其形状而得名。

起点
起于第七颈椎和第一胸椎的棘突以及棘上韧带。项韧带下部。

止点
肩胛骨内侧（脊柱）缘。

动作
收缩（内收）并稳固肩胛骨。肩胛骨内侧缘略微抬升，引起下回旋（外侧角下降）。手臂外展时起到一定的辅助作用（即手臂从高举过头顶到与肩齐平）。

神经
肩胛背神经（C4，C5）。

基本功能动作
朝身体方向拉，如打开抽屉。

使用这块肌肉的体式
详情见"大菱形肌"下列举的体式。

大菱形肌（Rhomboideus Major）

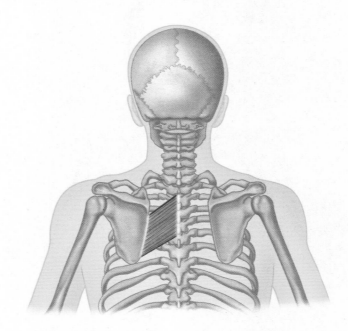

希腊语：rhomboeides，平行四边形，对边、对角相等。

拉丁语：major，较大。

大菱形肌平行于小菱形肌，并且经常与之相连。它因其形状而得名。

起点

起于第二到第五胸椎（T2~T5）棘突和棘上韧带。

止点

肩胛骨内侧（脊柱）缘，位于肩胛骨处的脊柱和下角之间。

动作

收缩（内收）并稳固肩胛骨。肩胛骨内缘略微抬升，引起下回旋。手臂外展时起到一定的辅助作用（即手臂从高举过头顶到与肩齐平）。

神经

肩胛背神经（C4，C5）。

基本功能动作

朝身体方向拉，如打开抽屉。大小菱形肌之间协同合作，即它们的动作一致。内收时与斜方肌一起工作。

可能会对肌肉造成损伤的动作

下坠（双臂向外伸缓冲下降的力量）。

使用这块肌肉的体式

所有使用肩胛骨的体式，不论是在运动过程中还是静止不动时。

强化：蝗虫式、上犬式、四柱式、眼镜蛇式、弓式、上轮式，以及战士一式、战士二式、战士三式。

拉伸：幻椅式、婴儿式、鸟王式（鹰翅）。

蝗虫式［Salabhasana（Locust）］第一级

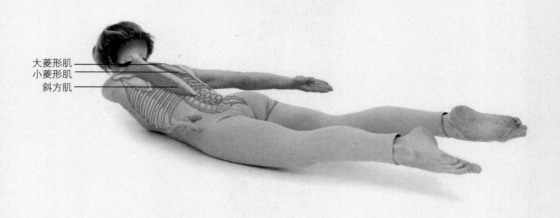

大菱形肌
小菱形肌
斜方肌

salabha = 蝗虫，蚱蜢；(sha-lab-AHS-anna)。

意识：呼吸、心脏提高、肺部扩张、力量、伸展、刺激核心肌群、能量。

动作和对位：脊柱过度伸展，肩关节伸展内旋，肩胛带回缩，肘关节和腕关节伸展，桡骨和尺骨后旋，髋关节和膝关节拉伸，踝关节跖屈。核心肌群以及腿部肌肉启动，头部与脊柱大约保持在一条直线上。

方法：身体呈俯卧姿势，双臂在身体两侧伸展，掌心向上，前额贴地。躯干、双臂和头部从地面上抬起，髋关节固定在垫子上不动。当核心肌群启动以保护下背部肌肉时，双腿伸展并抬高。双目直视前方，颈椎不会卷起。脊柱伸肌必须抵抗重力收缩带动身体上半部分抬起，同时肩胛骨朝脊柱方向收缩。保持这一姿势的同时需要深呼吸。

小贴士：以眼镜蛇式作为热身运动，双手可以从地面抬起以确保脊柱伸肌正常工作。完成热身运动后，就可以进行带动全身运动的蝗虫式。这是一个身体后弯的体式，是进入更深体式练习的理想的热身活动。如果腰椎缺乏力量，那么应该双脚分开，使核心肌群更加有效地参与到运动中。你也可以将毯子垫在髋关节下。

平衡体式：婴儿式（详情参见第 8 章）。

前锯肌（Serratus Anterior）

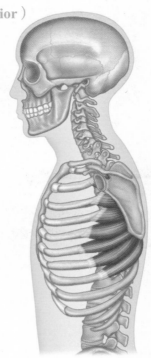

拉丁语：serratus，锯齿状的；anterior，前侧。

前锯肌构成腋窝的内侧壁，沿着上侧五根肋骨分布。这是一块体积庞大的肌肉，由一系列手指般大小的区域组成。下面部分与腹外斜肌的起点互相交错。

起点

上面八到九根肋骨的外表面和上缘，以及覆盖肋间隙的筋膜。

止点

在肩胛骨的内侧和下角的前面（肋面）。

动作

旋转肩胛骨，完成手臂外展和屈曲动作。拉伸肩胛骨（向前拉至胸壁并保持紧贴的姿势），进行向外推的动作，例如俯卧撑和打拳。

神经

胸长神经（C5，C6，C7，C8）。

基本功能动作

前伸，去取一些勉强够得到的东西。

可能会对肌肉造成损伤的动作

胸长神经损伤会导致肩胛骨内侧缘远离后胸壁，造成"翼状肩胛"（看起来就好像是鹰的翅膀）。肌肉无力也会导致翼状肩胛的出现，尤其是在身体前侧握住重物时。

使用这块肌肉的体式

所有在稳固身体时需要用到肩胛骨的体式。
强化：下犬式、四柱式、鸟王式（鹰翅）、三角式。
拉伸：双手在身体后方紧紧互握。

下犬式［Adho Mukha Svanasana（Down Dog）］第一级

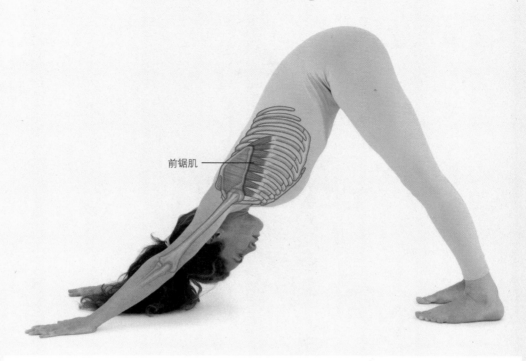

前锯肌

adho ＝ 向下；mukha ＝ 面对；svana ＝ 犬；
(ah-doh moo-kahsvah-NAHS-anna)。

意识： 呼吸、力量、伸展、平静、提神、全身疗愈。

动作和对位： 脊柱伸展，肩关节屈曲并外旋，肩胛带稳定并上旋，肘关节和腕关节伸展，髋关节屈曲，膝关节伸展，踝关节背屈。身体成倒"V"字形。

方法： 以桌式作为开始姿势（双手手掌与双腿膝盖着地），脚趾用力。膝盖和尾椎骨向上抬，同时核心肌群启动，身体重心向双腿转移。双臂撑住地面，头部与手臂在同一平面上。脚后跟向下压，同时胸腔放松。

小贴士： 这个体式可以使大腿后侧腘绳肌得到有效拉伸。膝关节放松可以缓解大腿腘绳肌的紧张状态（详情参见第 8 章）。肩关节向外、向下移动，可以更好地支撑身体，缓解手臂肌肉的紧张状态。至少保持这一体式三个完整的瑜伽呼吸，然后放松。可以在此处看到"螺旋"这一概念——从拇指到肘关节和肩关节外侧，从大脚趾到膝关节和髋关节外侧。下犬式是许多体式的平衡体式，并且在拜日式系列中充当放松休息的体式。

平衡体式： 婴儿式（详情参见第 8 章）。

胸小肌（Pectoralis Minor）

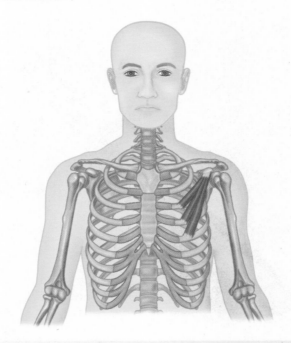

拉丁语: pectoralis, 与胸有关的; minor, 更小。

胸小肌是一块扁平的三角形肌肉, 位于胸大肌的深面, 并与胸大肌一起构成腋窝的前壁。

起点
第三、四、五肋骨外表面以及相对应的肋间隙的筋膜。

止点
止于肩胛骨的喙突。

动作
将肩胛骨向前、向下拉伸。吸气时胸腔上抬（当肩胛骨被菱形肌和斜方肌固定时, 胸小肌就充当呼吸辅助肌）。

神经
胸内侧神经以及胸外侧神经纤维（C6, C7, C8, T1）。

基本功能动作
双手撑住椅子站起来。双臂在体后伸展并击掌, 然后抬高。另外它会与前锯肌一起收缩。

可能会对肌肉造成损伤的动作
双臂迅速在体后伸展。由于双臂持续不断地向前移动, 如长时间在电脑前工作, 导致肌肉紧张。

使用这块肌肉的体式
强化: 反桌式、高位平板式、四柱式、反平板式及牛面式。在所有体式中, 当双臂在肩关节处向后伸展时都会造成肩胛骨前倾。
拉伸: 在体后击掌, 或者牛面式。

锁骨下肌（Subclavius）

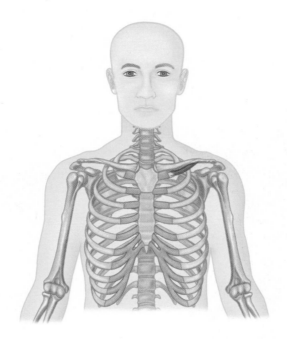

拉丁语： sub，下方；clavis，锁。

这块肌肉位于锁骨和胸大肌深处，对人体没有明显功能。

起点
第一肋骨与第一软肋骨之间。

止点
锁骨凹槽底部。

动作
使锁骨下降以及朝胸骨方向拉伸，在肩胛带的运动过程中可以起到稳固锁骨的作用。

神经
锁骨下肌神经（C5，C6）。

可能会对肌肉造成损伤的动作
对锁骨部位的突然撞击或肩关节不稳。

使用这块肌肉的体式
所有需要锁骨保持稳定，尤其是需要借助手臂支撑的体式。

前伸展式（反桌式或半上板姿势）［Ardha Purvottanasana（Reverse Table or Half Upward Plank Pose）］第一级

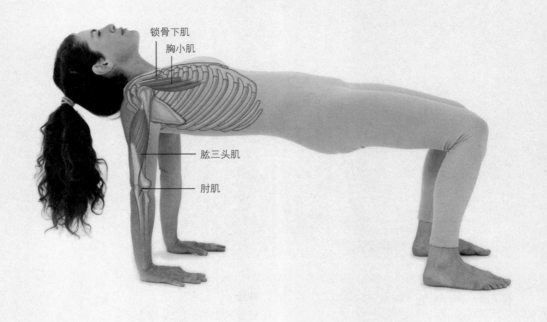

锁骨下肌
胸小肌
肱三头肌
肘肌

ardha = 半；purva = 前，东方；ut = 激烈；tan = 伸展；(ARDhah PUR-voh-tan-AHS-anna)。

意识： 呼吸、力量、伸展、肩关节与髋关节打开。骨盆固定、支撑。

动作和对位： 肩关节伸展并内旋，肩胛带回缩，肘关节与腕关节伸展，核心肌群稳定，髋关节伸展，膝关节屈曲。脊柱保持中立位，腕关节置于肩关节正下方，双脚置于膝关节正下方。

方法： 以坐姿作为开始姿势，双腿放在体前，膝关节弯曲，双臂置于体后，手掌扶地，手指指尖向前。骨盆用力向上撑，与肩关节和髋关节在一条直线上。眼睛向上看，头部不能向后仰。只要有打开髋关节前侧的需要，这个体式可以随时进行。

小贴士： 对于肩关节和髋关节前部来说，反桌式是高强度的伸展运动。臀部可靠在瑜伽砖上以获得更多的支持并减少张力。如果有腕管综合征，可双手握拳保持身体稳定。

平衡体式： 简易坐和手杖式。

肩关节

结构

盂肱关节是肩关节（Shoulder Joint）的主要构成部分，尤其是肩胛骨和肱骨之间的连接。这是一个多轴向的球窝关节，由肩胛骨的关节盂（窝）和置于其中的肱骨头（球）组成。与其他球窝关节相比，这个凹处（或称窝）相对较浅，因此运动幅度较大，但同时稳定性也较差。这使肩关节十分复杂且是多面体。

结缔组织

对于关节盂的窝来说，肱骨头相对较大。为了使它们更加契合，纤维软骨环——"盂唇"可以更好地帮助固定肱骨。肩关节囊也可以借助半规（管）韧带（这是一种与肩袖肌腱关系密切的韧带组织，使整个部位成为一体）得到强化。

由于肩关节之间的连接并不十分牢固，并且由于重力作用，肱骨会有一个下拉的力，因此关节韧带一定要特别牢固和完整才能使关节牢牢地连在一起。位于关节前侧的三条盂肱韧带以及喙肱韧带（从喙突到肱骨之间）是主要的加固结构。

动作

上臂（肱部）是破译正在进行中的动作的视觉指示器（例如，位于身体前侧的上臂表明肩关节发生屈曲）。它主要的动作在肩关节处所进行的屈曲、伸展、外展、内收、内（内侧）旋、外（外侧）旋等。因为这个关节非常灵活（多亏了肩胛带的帮助），所以能够大幅度屈曲、伸展、外展和内收。肱骨在冠状面和矢状面之间循环往复，包括水平内收以及外展动作。对角运动就包括了其中的部分动作（注意：水平的内收动作有时候又被称作"横向屈曲"，水平的外展动作则被称为是"横向伸展"）——具体说明参见第 1 章。

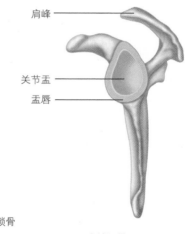

肩峰

关节盂

盂唇

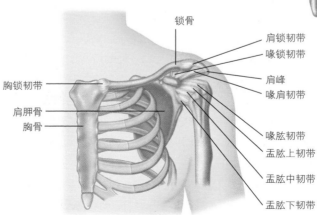

锁骨

肩锁韧带

喙锁韧带

胸锁韧带

肩峰

喙肩韧带

肩胛骨

胸骨

喙肱韧带

盂肱上韧带

盂肱中韧带

盂肱下韧带　　　　盂肱关节

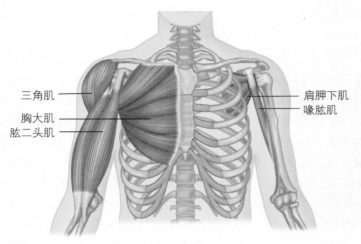

横跨肩关节的肌肉（前视图）

三角肌
胸大肌
肱二头肌
肩胛下肌
喙肱肌

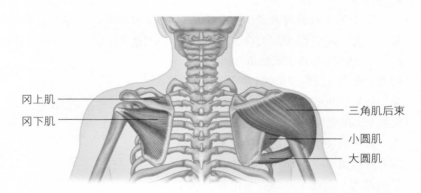

冈上肌
冈下肌
三角肌后束
小圆肌
大圆肌

横跨肩关节的肌肉（后视图）

肌肉

负责上臂动作的肌肉一定要穿过盂肱关节才能够被调动。这是人体运动学的主要原则之一。如果一块肌肉没有附着在关节骨上，而是以某种方式横穿过这块骨头，那么当肌肉收缩时，骨骼如何发生移动？

举例：冈下肌从肩胛骨开始横穿肱骨才能调动上臂肌肉。当它向中心收缩时（缩短），手臂向后伸并外旋。

从前视图看，横穿肩关节的肌肉分别是胸大肌、三角肌前束、喙肱肌和肱二头肌。后侧的肌肉则分别是冈上肌、冈下肌、大圆肌和小圆肌、背阔肌、三角肌后束以及肱三头肌。肩胛下肌与肩关节处的所有肌肉恰好组成一个圆。肩胛下肌隐藏在胸腔后部以及肩胛带的前侧壁。它是肩关节的四大肩袖肌肉（冈上肌、冈下肌、小圆肌及肩胛下肌）之一。

简单地说，大多数时候前侧的肌肉进行向前的运动，例如屈曲、内旋和水平内收。后侧肌肉则承担与之相反的运动——伸展、外旋和水平外展。

胸大肌（Pectoralis Major）

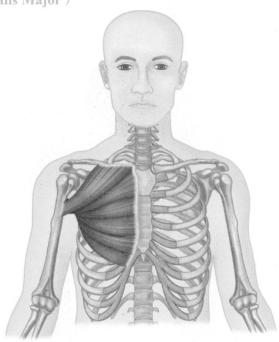

拉丁语： pectoralis，与胸部有关；major，更大。

胸大肌和胸小肌一起构成腋窝前壁。

起点

锁骨头：锁骨前部内侧的一半或三分之二。
胸肋骨：胸骨柄和胸骨前侧。
上部六根肋软骨。腹直肌鞘。

止点

肱骨大结节嵴及肱骨结节间沟的外侧唇。

动作

肱骨的内收与外旋。
锁骨部分：肩关节屈曲和内旋以及肱骨朝另一侧水平内收。
胸肋部分：肱骨朝异侧倾斜内收。
胸大肌是主要的攀爬肌肉之一，可以将身体朝固定臂上拉。

神经

上侧纤维神经：胸外侧神经（C5，C6，C7）。
下侧纤维神经：胸外侧与内侧神经（C6，C7，C8，T1）。

基本功能动作

锁骨部分：手臂前伸横过整个身体，就如同把除臭剂涂到另一侧腋窝一样。
胸肋部分：将物体从上往下拉，例如摇铃的绳子。在瑜伽中则是支撑手臂保持平衡。

可能会对肌肉造成损伤的动作

使用过度，举起重物。

使用这块肌肉的体式

强化： 高位平板式、四柱式、鸟王式（鹰翅）、乌鸦式、孔雀式。
拉伸： 双臂向后水平伸展或牛面式。

平板式到四柱式（四肢支撑式）[High Plank Pose to Chaturanga Dandasana(Four-Limbed Staff Pose)] 第一、二级

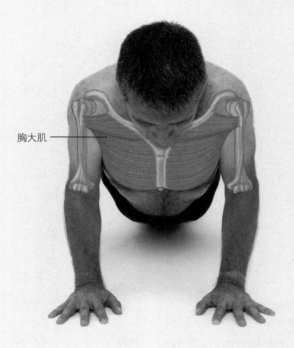

胸大肌

chatur = 四；anga = 肢体；danda= 支柱；(chah-tur-angh-uh dahn-DAHS-ana)。

意识：呼吸、力量、稳定性、耐力、核心肌群、精力。

动作和对位：脊柱伸展，肩关节屈曲，肩胛带稳定，肘关节与腕关节伸展，核心肌群与骨盆稳定，膝关节伸展，踝关节背屈。整个身体从头到脚呈一条水平线。

方法：以站立前屈式作为开始姿势，双脚后跨一步成俯卧撑姿势。保持这一姿势深呼吸几次，激活深层核心肌肉。双手手掌置于肩关节下方，身体朝瑜伽垫慢慢下压，同时肘关节向内朝肋骨弯曲。这个动作在拜日式中非常常用。平板式的变形动作包括单腿抬离地面，以及单腿膝盖朝胸靠拢，从而增大运动难度。

小贴士：对整个身体来说，这是一个富有挑战性的姿势，对于核心肌群来说更是如此。在平板式中，膝盖下压贴住地面以获得更多的支持。也可以选择用前臂紧贴地面，尤其是当肩关节或腕关节有问题时。胸大肌在运动的各个阶段都保持收缩状态：在平板式中肌肉等长收缩，身体下压（四柱式）时则离心收缩。当身体从地面向上抬起时则向心收缩。体重是主要的运动阻碍。

平衡体式：下犬式。

背阔肌（Latissimus Dorsi）

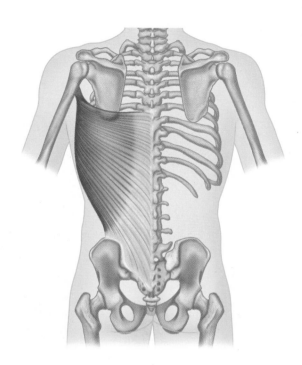

拉丁语： latissimus，最宽的；dorsi，背部的。

背阔肌与肩胛下肌和大圆肌一起组成了腋窝后壁。

起点
借腱膜起于第 7~12 胸椎和全部腰椎的棘突。骶正中嵴，髂嵴的后部以及下部的 3~4 根肋骨。

止点
止于肱骨小结节嵴。

动作
手臂伸展和屈曲。肱骨内收和内旋。这是最重要的攀爬肌肉之一，因为它将肩关节朝下、朝后拉并且使躯干朝固定臂向上拉（在自由泳的击水过程中也非常积极活跃）。通过抬高下肋骨位置帮助身体呼吸。

神经
胸背神经（C6，C7，C8），来自臂丛神经后束。

基本功能动作
双臂撑住椅子站起来。在瑜伽中，维持手臂平衡。

可能会对肌肉造成损伤的动作
把重物从高处拉下来或者一侧的重物过于沉重。

使用这块肌肉的体式
强化： 上犬式和侧平板式。
稳定： 平板式和四柱式。
拉伸： 下犬式、婴儿式和幻椅式（双臂上举）。

大圆肌（Teres Major）

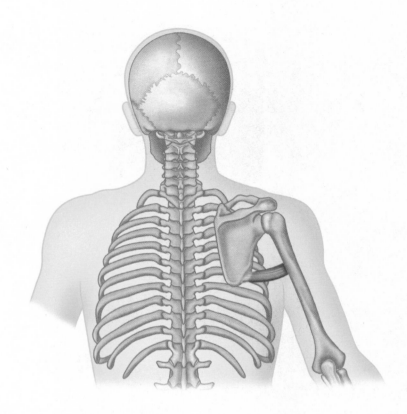

拉丁语：teres, 圆形的, 细心雕琢; major, 更大。

大圆肌与背阔肌肌腱（把大圆肌包在中间）以及肩胛下肌一起构成了腋窝前壁。

起点
肩胛骨外侧缘下三分之二处。

止点
肱骨小结嵴。

动作
肱骨内收和内旋, 以及从屈曲位开始伸展肱骨。

神经
肩胛下神经（C5, C6, C7）, 从臂丛神经后束开始。

基本功能动作
两手插入后兜。

可能会对肌肉造成损伤的动作
详情参见背阔肌（第 95 页）。

使用这块肌肉的体式
与背阔肌协调合作, 所有涉及背阔肌的体式也同样如此。

上犬式 [Urdhva Mukha Svanasana(Up Dog)] 第一级

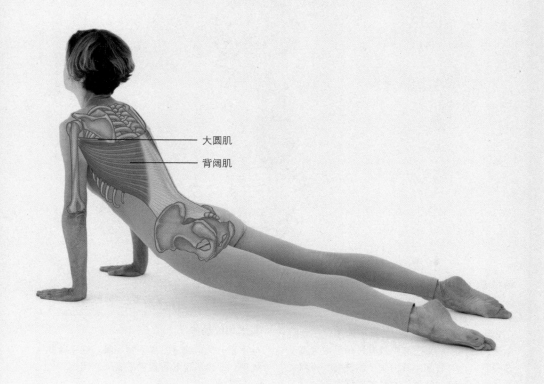

大圆肌

背阔肌

urdhva = 向上；mukha = 面；svana = 犬；
(urd-vah moo-kahsvan-AHS-anna)。

意识：呼吸、体力、伸展、支撑、核心肌群与骨盆稳定、刺激、打开。

动作和对位：脊柱过度伸展，肩关节伸展，肩胛带下旋，肘关节与腕关节伸展，髋关节与膝关节伸展，踝关节跖屈。双手手掌在肩关节正下方。

方法：以四柱式作为开始姿势，躯干向上、向前抬升成后弯姿势。对于双臂和肩关节来说，这是强度极大的运动。双目直视前方，肩关节下沉远离耳朵。双腿、双脚从骨盆处开始伸展；盆底肌用力上抬也有助于调动下腹部肌肉。这个体式通常被加入到拜日式中以增加运动难度。

小贴士：胸骨上抬动作使胸部前侧扩张。调动核心肌群时可将毛毯垫在大腿下方，或者双腿膝盖跪地以增大腰背部的稳定性。脚趾与脚背用力下压地面，增大双腿力量。

平衡体式：下犬式。

三角肌（Deltoideus）

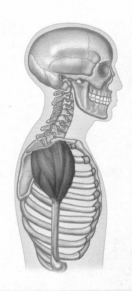

希腊语：deltoeides，形如希腊字母 delta（类似三角形）。

三角肌由三个部分组成：三角肌前束、三角肌中束和三角肌后束。其中只有三角肌中束属于多羽肌，也许是因为其力学上的缺陷——肩关节外展需要借助额外的力量才能够实现。

起点
前束纤维：起自于横向锁骨三分之一处的前缘和表面。
中束纤维：肩峰的外侧缘。
后束纤维：肩胛冈下缘。

止点
肱骨三角肌粗隆，位于肱骨轴的外侧面一半向下的位置。

动作
前束纤维：肱骨屈曲和内旋。
中束纤维：肩关节处协助肱骨外展（只有在冈上肌发出动作后）。
后束纤维：协助肱骨伸展并向一侧旋转。

神经
腋神经（C5，C6），来自臂丛神经后束。

基本功能动作
伸手朝一侧取物或抬高手臂挥舞。在手臂的平衡中，三角肌也起着重要的稳固作用。

可能会对肌肉造成损伤的动作
握住过于沉重的重物朝一侧挥动。游泳幅度过大或者投掷动作。

使用这块肌肉的体式
强化：侧平板式、拜日式中的反向燕式跳水式、战士二式、三角式、下犬式（三角肌后束）及仙人掌式。
拉伸：手臂绕环，双手在体前或背后击掌，以及拜日式中的燕式跳水动作。

尽管许多人并不认为站立前屈式能够对三角肌起到锻炼作用，但是当双手伸出，按压地板或支撑物时，它的确可以起到强化三角肌前束、拉伸三角肌后束的作用。人们常常使用这个体式进行

髋关节屈曲动作，从髋关节处前倾以及利用髋关节和脊柱伸肌。它们一起收缩可以使髋关节重新抬高。这一点在第 8 章中也会有所论述。

站立前屈式 [Uttanasana（Forward Bend）] 第一级

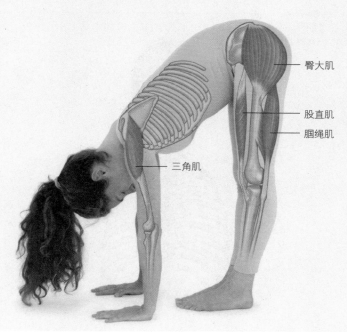

臀大肌

股直肌

腘绳肌

三角肌

ut = 激烈的；tan = 伸展，拉伸；(oo-tan-AHS-anna)。

意识： 呼吸、伸展、力量、延长、平静、治愈、改善消化、刺激。

动作和对位： 脊柱伸展，肩胛带稳定，肩关节屈曲，髋关节屈曲，膝关节伸展。髋关节、膝关节和踝关节在同一条直线上，身体的重心在双脚中心的正上方。

方法： 以山式作为开始姿势，双臂高举，然后身体从髋部开始朝地面弯折（燕式跳水式）。

骨盆随之向前移动，超过双腿位置。双手放在体前的瑜伽砖或地板上，同时脊柱伸展，头部与脊柱在一条直线上。双腿膝盖可以适当松弛甚至弯曲，这样身体就可以避免顿住。完成这个体式后，躯干可以进一步朝腿部方向弯折，呈脊柱略微弯曲的姿势。

小贴士： 这个姿势是理想的热身和过渡姿势，也可以加入拜日式中。它可以有效地拉伸腘绳肌、臀肌和脊柱伸肌，同时当躯干克服重力重新抬起时，对于这些肌肉群来说也是一次锻炼。

平衡体式： 山式。

肩袖

肩袖（Rotator Cuff）由冈上肌、冈下肌、小圆肌和肩胛下肌组成，通常被称作"SITS 肌肉"。在肩关节运动的过程中，"肩袖"的肌腱将肱骨头稳定于肩胛骨的肩胛盂（凹，窝）上，因此可以预防关节脱臼。如果真的发生脱臼的话，那么肩袖一定会受到严重损害，伸展过度甚至有可能被撕裂。因为关节的窝很浅，肩袖的韧带和肌腱需要足够强壮才能维持肱骨的稳定。

以下的这些肌肉将会在本章的牛面式中一一展示。

冈上肌（Supraspinatus）

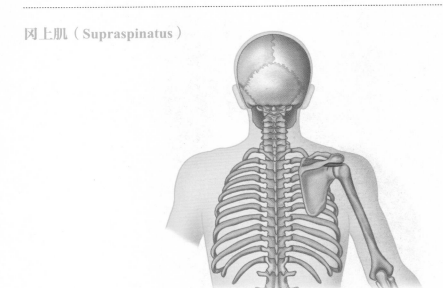

拉丁语：supra，上；spina，脊柱。

起点
肩胛骨的冈上窝（supraspinous fossa）。

止点
肱骨大结节上部。肩关节滑囊。

动作
肩关节发起外展动作，这样三角肌在外展动作的后半程可以接替冈上肌。

神经
肩胛上神经（C4，C5，C6），从臂丛上干开始。

基本功能动作
使购物袋远离身体一侧（与三角肌中束协调工作）。

可能会对肌肉造成损伤的动作
过度使用。肩袖的位置和运动路径决定了这是肩袖最常见的肌肉损伤类型。

使用这块肌肉的体式

强化：牛面式（既属于强化运动又属于伸展运动）、侧平板式、拜日式中的反向燕式跳水式及战士二式。

拉伸：手臂绕环、拜日式中的燕式跳水、肩关节水平内收。

冈下肌（Infraspinatus）

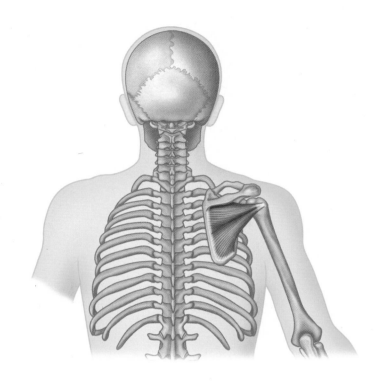

拉丁语：infra，下；spina，脊柱。

起点
肩胛骨的冈下窝（Infraspinous fossa）。

止点
肱骨大结节的中部。肩关节滑囊。

动作
作为肩袖的一部分，有助于预防肩关节后脱位。肱骨横向旋转。

神经
肩胛上神经（C4，C5，C6），从臂丛上干开始。

基本功能动作
梳理脑后头发。

可能会对肌肉造成损伤的动作
肩关节过度外旋，如在仰泳时。

使用这块肌肉的体式
牛面式、下犬式及反平板式。
拉伸：手臂绕环。向内旋转肩关节，如反向仙人掌式。

小圆肌（Teres Minor）

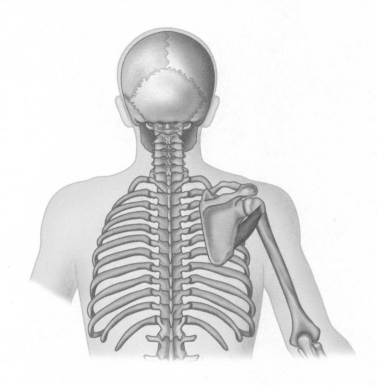

拉丁语：teres，圆形的，细心雕琢；mijor，更小。

起点
肩胛骨外侧缘上三分之二处。

止点
肱骨大结节下部。肩关节滑囊。

动作
作为肩袖肌肉的一部分，小圆肌有助于预防肩关节上脱位。肱骨横向旋转，肱骨略微内收。与冈下肌协同工作，因此可进行与之相同的动作。

神经
腋神经（C5，C6），从臂丛神经后束开始。

基本功能动作
梳理脑后头发。

可能会对肌肉造成损伤的动作
肩关节过度向外旋转。

使用这块肌肉的体式
参见冈下肌（第 101 页）。

肩胛下肌（Subscapularis）

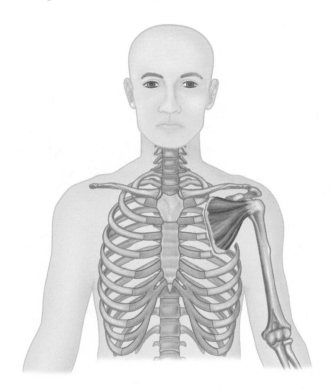

拉丁语：sub，下；scapula，肩胛骨。
肩胛下肌是腋窝后壁主要的组成部分。

起点
肩胛下窝，肌束向上经肩胛关节的前方。

止点
肱骨小结节。肩关节滑囊。

动作
作为肩袖肌肉的一部分，肩胛下肌可以加固盂肱关节，主要是预防肱骨头被三角肌、肱二头肌以及肱三头肌长头向上拉。肱骨内旋。

神经
上部和下部肩胛下肌神经（C5，C6，C7），从臂丛神经后束开始。

基本功能动作
双手插入后兜。

可能会对肌肉造成损伤的动作
肩关节过度向内旋转。

使用这块肌肉的体式
牛面式。当加固肩袖时，所有需要借助双臂支撑身体的体式。乌鸦式、仙人掌式和平板式。

拉伸：双臂朝体后外伸，掌心向上。

喙肱肌（Coracobrachialis）

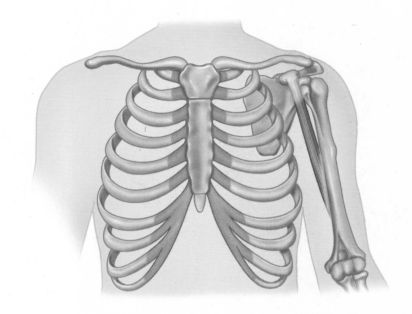

希腊语： korakoeides，乌鸦似的。

拉丁语： brachialis，与手臂相关。

喙肱肌因其形似乌鸦的喙而得名。它与肱二头肌短头以及肱骨一道构成了腋窝外侧壁。它并没有被当作肩袖肌肉的一部分；它的动作与肱二头肌短头保持一致，但是与那些构成肩袖的肌肉一样起着稳定作用。

起点
肩胛骨喙突。

止点
肱骨中段内侧。

动作
肩关节略微内收。在肩关节屈曲的过程中起到一定的辅助作用。有助于稳定肩胛骨。

神经
肌皮神经（C6，C7）。

基本功能动作
用拖把拖地。更多的是起到稳定作用而非"发起者"的作用，对肩袖起到一定的辅助作用。

使用这块肌肉的体式
对肩袖起到稳定作用的体式都适用于此。

注意： 肱二头肌和肱三头肌也都属于肩关节肌肉，但是更多时候却是与肘关节协调动作。我们在下一章中会对此进行深入探讨。

牛面式［Gornukhasana（Cow Face）］第二级

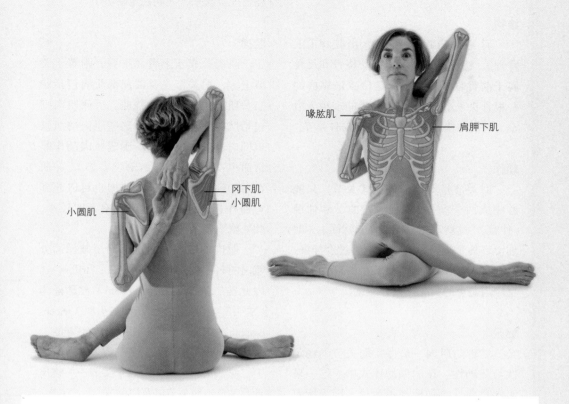

小圆肌　　　　　　　　　　　冈下肌
　　　　　　　　　　　　　　小圆肌

喙肱肌　　　　　　　　　　　肩胛下肌

go = 牛；mukha = 面；(go-moo-KAHS-anna)。

意识：呼吸、伸展、打开胸腔、核心肌群启动、柔韧性、凝视点、集中。

动作和对位：脊柱伸展，肩关节内收，内旋前臂和外旋上臂，肩胛带向上、向下旋转，肘关节屈曲，髋关节屈曲、内收、外旋，膝关节屈曲，踝关节旋外。理想状态下前臂应与脊柱在同一条直线上，上腿膝盖位于下腿膝盖的正上方。

方法：以坐姿作为开始姿势，一条腿弯曲放在另一条腿下方，主动调整膝盖位置使上下膝盖对齐，双脚朝向身体后方。躯干重心保持在坐骨正上方，骨盆底以及核心肌群紧张。一只手

臂向外、向上伸展，然后肘关节屈曲且手掌放在脊柱上部。另一只手臂在背后伸展，同时肘关节屈曲，手掌向上伸展。不论哪一条腿放在上面，异侧手臂都应向上。

小贴士：这个体式对于双臂和髋关节来说都具有挑战性，因此最好在完成伸展和打开动作后再进行练习。勤加练习可以有效地增强身体的柔韧性。运动过程中双手拉住瑜伽带对手臂有好处。双腿可采用简易坐的坐姿。如果髋关节过紧，也可以选择坐在椅子上。如果肩关节、髋关节或膝关节有问题，最好避免此项练习。

平衡体式：身体另一侧重复以上动作，然后在束角式中身体轻轻扭转（详情参见第 8 章）。

肘关节

结构

肘关节（Elbow Joint），由肱骨（上臂骨）、桡骨以及尺骨组成。桡骨和尺骨属于前臂骨，其中尺骨是位置最靠内的一根骨头（小指一侧）。肱骨的末梢为滑车，它们与桡骨、尺骨一起组成肘关节。

动作

肘关节是典型的铰链式关节，只能够完成两个动作：屈曲（弯曲）和伸展（伸直）。这些动作只能够在矢状面上（解剖学姿势）进行。有些人能够过度伸展；这在依靠肘关节支撑和平衡的瑜伽运动是应当避免的，应当格外注意。

韧带

韧带与肌肉一道保持肘关节的稳定性与活动性。在瑜伽的体式中，这一事实的重要性再强调都不为过，因为所有的关节在保持强壮有力的同时，还应当具有灵活性：努力维持平衡。

在肘关节中，尺侧副韧带（内侧）由三根韧带组成（前斜、后斜和横斜），可以强化关节囊内侧。桡侧副韧带（外侧）是一根结实的三角韧带，可以对关节囊起到加固作用。这些韧带将肱骨与桡骨连接起来，共同稳定肘关节。

肌肉

肌肉分布于上臂和下臂，附着于关节上方，肘关节主要的前部肌肉包括肱二头肌、肱肌以及肱桡肌。后侧肌肉则包括肱三头肌和肘肌。这些肌肉的肌腱也同时起到加固作用。确定肌肉动作非常简单：屈肌在前（解剖学姿势），伸肌在后。前臂的部分外侧肌肉也可以起到弯曲作用，但是由于其收缩力度较小，此处就不做赘述。

肌肉的专业术语也有助于破译部分肌肉的名称和类型："bi" = 二；"tri" = 三。因此肱二头肌（biceps brachii）被翻译为"二头"及"手臂的"；肱三头肌（triceps brachii）被翻译为"三头"及"手臂的"。这两块肌肉都横跨肘关节与肩关节。实际上，肱二头肌一共横跨三个关节——桡尺近侧关节、肘关节以及肩关节。

在接下来的三页中你会发现主要的肘部屈肌之间的相似点以及它们经常参与其中的体式。在运动过程中，当前臂旋后或旋前时，它们收缩力度会有所不同（详情参见第 7 章）。

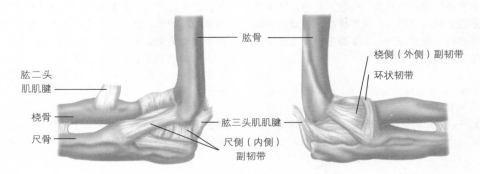

肱骨

肱二头肌肌腱

桡骨

尺骨

肱三头肌肌腱

尺侧（内侧）副韧带

桡侧（外侧）副韧带

环状韧带

肱二头肌（Biceps Brachii）　　　　　　　　肘屈肌（Elbow Flexor）

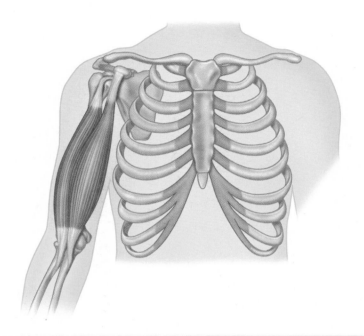

拉丁语：biceps，二头；brachii，手臂的。

肱二头肌横跨三个关节。它的起点和止点各有两个头。偶尔它也有第三个头，起于喙肱肌的止点。短头构成腋窝侧壁的一部分，与喙肱肌和肱骨协同运动。

起点
短头：起于肩胛骨喙突。
长头：起于肩胛骨盂上结节。

止点
桡骨粗隆后部。肱二头肌筋腱膜与长头于肱骨中部会合。

动作
肘关节弯曲。前臂旋后（它就是将螺旋形开瓶器插入软木塞并拔出时用到的肌肉）。手臂在肩关节处略微弯曲。

神经
肌皮神经（C5，C6）。

基本功能动作
例子：捡起东西或将食物送到嘴中。

可能会对肌肉造成损伤的动作
举高重物时肘关节弯曲。练习瑜伽时，在四柱式中将身体下压至地面时姿势不正确。

使用这块肌肉的体式
强化：乌鸦式以及所有涉及前臂平衡的体式。
拉伸：双手在体后击掌。

肱肌（Brachialis）

肘屈肌（Elbow Flexor）

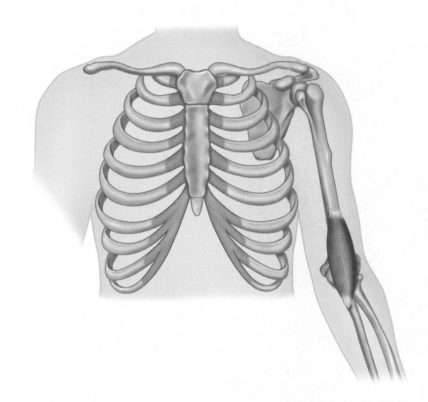

拉丁语: brachialis，与手臂相关的。

肱肌位于肱二头肌后部，是肘关节最主要的屈肌。一些肌纤维可能会部分融于肱桡肌中。

起点
肱骨前面下半部分（末梢）三分之二处。

止点
尺骨粗隆和冠突（即尺骨体上半部分的前侧区域）。

动作
肘关节弯曲。

神经
肌皮神经（C5，C6）。

基本功能动作
例子：将食物送到嘴中。

可能会对肌肉造成损伤的动作
举高重物时肘关节弯曲。练习瑜伽时，在四柱式中身体下压至地面时姿势不正确。

使用这块肌肉的体式
强化： 乌鸦式以及所有涉及前臂平衡的体式。
拉伸： 双手在体后击掌。

肱桡肌（Brachioradialis）　　　　肘屈肌（Elbow Flexor）

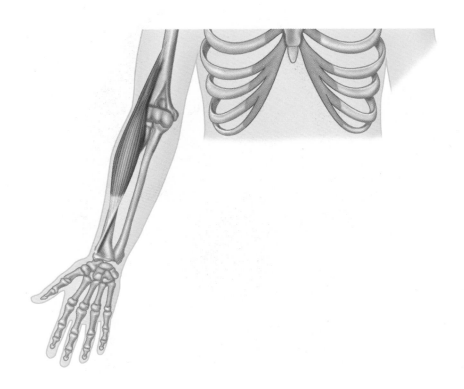

拉丁语： brachium，手臂；radius，轴杆，轮辐。

前臂浅肌群的一部分。肱桡肌构成肘窝的外侧缘。

起点
起于肱骨外上髁上缘的三分之二处。

止点
桡骨的底部外侧，茎突上方。

动作
肘关节弯曲，当前臂的旋前和旋后动作受阻时可从旁辅助。

神经
桡神经（C5，C6）。

基本功能动作
例子：转动螺旋形开瓶器。

可能会对肌肉造成损伤的动作
举高重物时肘关节弯曲。练习瑜伽时，在四柱式中身体下压至地面是不正确的姿势。

使用这块肌肉的体式
强化： 乌鸦式以及所有涉及前臂平衡的体式。
拉伸： 双手在体后击掌。

乌鸦式［Bakasana（Crow or Crane Pose）］第二级

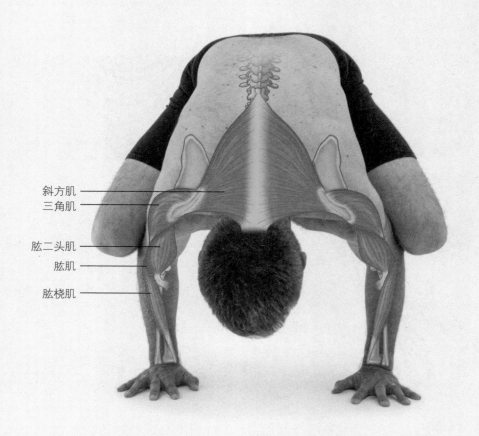

斜方肌
三角肌

肱二头肌
肱肌
肱桡肌

baka = 鹤；(bah–KAHS–anna)。

意识：呼吸、手臂与核心力量、平衡。

动作和对位：脊柱伸展，肩关节与肘关节屈曲，腕关节过伸，髋关节屈曲并外旋。脊柱与在腕关节正上方的肘关节呈一条斜线。

方法：以花环式作为开始姿势，双手在体前扶地且处于肩关节正下方，同时膝关节弯曲并放在三头肌上。调动核心肌群，双脚开始抬离地面并且脚掌心相对，双臂支撑整个身体。眼睛则盯着身体前方的瑜伽垫。

小贴士：这个体式通常会选择在课程即将结束、完成站立体式后练习。四柱式可作为热身运动，使双臂做好准备。手臂和手腕一定要足够强健，整个身体保持平衡，保持乌鸦式。可以在瑜伽垫前部铺一条毯子，以防身体向前跌倒。更高级的变形运动可通过改变腿部位置实现。

平衡体式：半桥式（详情参见第 8 章）。

肱三头肌（Triceps Brachii） 肘伸肌（Elbow Extensor）

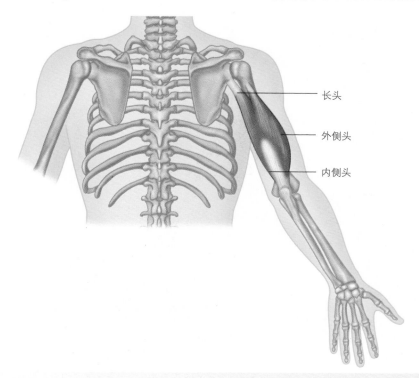

长头

外侧头

内侧头

拉丁语：triceps，三头的；brachii，手臂的。

肱三头肌有三个头，并且是上臂背侧唯一的
肌肉。

起点
长头：起自肩胛骨盂下粗隆。
外侧头：起自肱骨轴上半部背侧面（桡神经沟
的外上方）。
内侧头：起自肱骨轴下半部背侧面（桡神经沟
内下方）。

止点
尺骨鹰嘴的后部。

动作
肘关节弯曲。长头可以带动肱骨内收以及从屈
曲位中伸展。

神经
桡神经（C6，C7，C8，T1）。

基本功能动作
例子：投掷物品。推开合上的门。

可能会对肌肉造成损伤的动作
将一个重物推开。肘关节过度伸展。在瑜伽运
动中，在没有支撑物的情况下做平板式或者前
伸展式。

使用这块肌肉的体式
所有的平板支撑姿势（高位平板式、侧平板式、
反向平板式），四柱式，以及手倒立式。
拉伸：鸟王式。

肘肌（Anconeus）　　　　　　　　　　肘伸肌（Elbow Extensor）

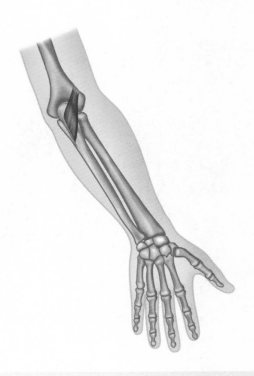

拉丁语： anconeus，肘关节的。

起点
肱骨外上髁。

止点
尺骨鹰嘴的外侧面。

动作
在肘关节处帮助肱三头肌伸展，旋前和旋后的过程中可能对尺骨起到稳定作用。

神经
桡神经（C7，C8）。

基本功能动作
将物体推至一臂远的距离。

可能会对肌肉造成损伤的动作
将一个重物推开。肘关节过度伸展。在瑜伽运动中，在没有支撑物的情况下做平板式或者前伸展式。

使用这块肌肉的体式
所有的平板支撑姿势（高位平板式、侧平板式、反向平板式），四柱式，以及手倒立式。
拉伸： 鸟王式及反桌式（当双腿伸直时，这个体式就会变成前伸展式）。

反向平板式第一级［Purvottanasana（Reverse or Upward Plank Pose）］

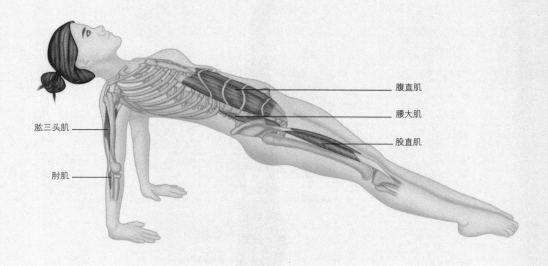

腹直肌

腰大肌

股直肌

肱三头肌

肘肌

purva = 前；ut = 剧烈；tan = 伸展；(purr-vo-tah-NAHS-anna)。

意识：呼吸、力量、伸展、支撑、肩关节和髋关节打开。

动作和对位：脊柱伸展，肩关节过度伸展，肩胛带前倾，肘关节与腕关节伸展，髋关节和膝关节伸展，踝关节跖屈。整个身体呈一条直线。

方法：以手杖式作为开始姿势，双手放在臀部后方，同时手指向前。脚后跟用力下压，同时臀部上抬。眼睛向上看。

小贴士：如果肩部有问题，臀部不应离开地面，将注意力放在肩关节前侧的舒展上。这个体式可在课堂的任何时间进行，尤其是蹲坐了一段时间后。

平衡体式：手杖式或者任何向前弯曲的坐姿。

头倒立式［Sirsasana（Headstand）］第二级

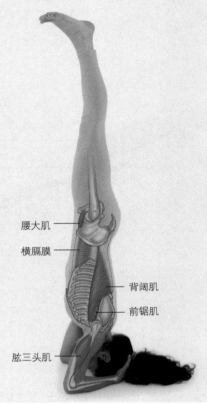

腰大肌

横膈膜

背阔肌

前锯肌

肱三头肌

上半身稳定肌肉汇总：体式之王

sirsa = 头；(shir-SHAHS-anna)。有时候又被称作 Salamba Sirsasana（支撑头倒立）。

意识：呼吸、力量、平衡、核心肌群、支撑、决心、静心、刺激腺体、治愈。

动作和对位：脊柱伸展，肩关节伸展，肩胛带稳定，肘关节屈曲，膝关节伸展，踝关节背屈或跖屈。整个身体倒立垂直，骨盆与髋关节保持正位。

方法：以金刚坐作为开始姿势，前臂放在地面上，双手互扣，肘关节向内夹紧。头部后方埋入双手手掌中，同时前臂用力下压，从而避免

身体重心放在头顶。开始使臀部向上抬，位于肩关节正上方。核心肌群启动达到平衡后，两条腿就朝正上方伸直。

小贴士：如果不清楚自己的血压状况或者眼睛的视网膜是否有问题，那么在进行头向下的反向运动中就要多加注意。如果是刚入门的新手，你可以借助墙壁或者让另一个人撑住你的身体。上下动作要缓慢。一个常见的解决方案就是，通过收腹的方式缓和肋骨并拉长下背部。对某些人来说要做头朝下的倒立式十分困难。一旦有了一定的经验，练习和决心会让你变得更加自信。最多可坚持三分钟，这个体式最好在课程快要结束时再进行。

平衡体式：半桥式及靠墙倒箭式。

第7章

前臂与手掌肌肉

手腕和手掌一起由27块骨、无数根韧带以及许多肌肉和肌腱组成。这些成分不仅决定了前臂的形状，并且在培养手指良好的运动能力方面至关重要。我们还记得关节的定义是两根骨头之间的连接，所以你可以想象这一区域一共有多少个关节。本章就主要探讨其中与瑜伽运动关系密切的几个主要关节。

桡尺关节

结构

桡尺关节是桡骨与尺骨彼此相连的关节，分别在近侧端（靠近肘关节）以及远端（靠近腕关节）。这是前臂的旋转关节，在下犬式等体式中发挥着积极作用。桡尺关节经常会与肘关节混为一谈，它是一个独立的关节，被划分为"车轴

关节"中。它是单轴的，只能在水平或者横向面上发挥作用。

动作

这里可能发生旋内和旋外动作。旋外动作在这个关节处经常发生在"掌心向前"（解剖学姿势）时。桡骨最终会选择平行姿势，与尺骨保持一致。在旋内动作中，掌心朝后或者掌心朝下。桡骨向内旋转，以便能够斜对角线穿过尺骨。

强化和拉伸这一部位的肌肉，其重要性远远不及保持旋内和旋外动作等。举个例子，在战士二式中，前臂的位置是旋内的。增加旋外动作可以使肩胛骨稳定下来，并且以一种精妙但积极的方式打开整个肩关节。然后双臂再恢复旋内姿势，练习者可以感受到其中的不同。

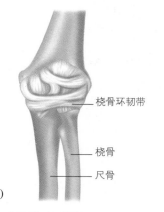

桡骨环韧带

桡骨

尺骨

a)

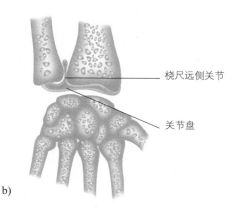

桡尺远侧关节

关节盘

b)

桡尺关节：a) 近端；b) 远端

旋前圆肌（Pronator Teres）

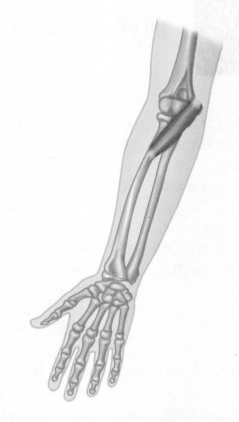

拉丁语：pronare，前屈；teres，圆形的，细心雕琢。

上肢前臂前群浅层的肌肉。

起点
肱骨头：肱骨内侧髁上嵴下三分之一处，肱骨内上髁前部的屈肌。
尺骨头：尺骨喙突的内侧缘。

止点
止于桡骨体中部前外侧（旋前肌粗隆）。

动作
前臂内旋，以及帮助肘关节屈曲。

神经
正中神经（C6，C7）。

基本功能动作
例子：从容器中倾倒液体或转动门把手。

可能会对肌肉造成损伤的动作
不断地扭转沉重或坚固的物体。

使用这块肌肉的体式
鱼式、鸟王式（第一级——掌心向外）、反桌式、战士二式及反战士式。

旋前方肌（Pronator Quadratus）

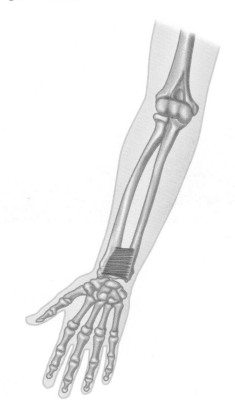

拉丁语：pronare，前屈；quadratus，方形的。

位于前臂掌侧深层。

起点
起于尺骨体远端前表面四分之一处。

止点
止于桡骨体前外侧四分之一处。

动作
前臂和手掌旋前。有助于桡骨和尺骨并拢，减少对桡尺关节下部的压力。

神经
正中神经的骨间前分支（C7，C8，T1）。

基本功能动作
手心朝下，就好像是从掌心中倾倒出某种物质。

可能会对肌肉造成损伤的动作
不断地扭转沉重或坚固的物体。

使用这块肌肉的体式
参见"旋前圆肌"。

鱼式［Matsyasana（Fish Pose）］第一级

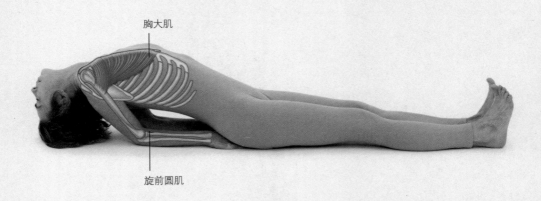

胸大肌

旋前圆肌

对于锻炼有效支撑上肢的前臂旋内和腕关节／手掌伸展来说，鱼式是一个十分有效的体式，尽管它的体式动作主要是胸腔过伸动作。

Matsya= 鱼；（mott-see-AHSanna）。

意识： 呼吸、力量、伸展。胸部和腹部扩张。刺激内脏器官和上胸腔能量。

动作和对位： 脊柱伸展至过伸，肩关节伸展，肩胛带内收，肘关节屈曲，桡骨和尺骨内旋，腕关节与手掌伸展，踝关节背屈。心脏位置高于头部，同时下肢舒展。

方法： 身体躺倒呈仰卧体式，双臂伸直放在身体下方并朝向尾骨；双手手掌可以充当骶骨的"枕头"。将骨盆牢牢地固定在地面上，同时胸腔向上抬高并扩张。肘关节自然弯曲，前臂支撑身体将躯干抬起。头部后仰放在地面或支撑物上。

小贴士： 如果不清楚自己的血压状况或者眼睛的视网膜是否有问题，那么在进行头向下的倒立体式中就要多加注意。可以在胸椎中心的下方放一个瑜伽砖来支撑身体，从而使这个姿势的恢复效果更佳。闭上双眼并放松。在课程快要结束时进行这个体式练习。对于头倒立式和肩倒立式等倒立平衡体式来说，这是一个很好的平衡体式。

平衡体式： 挺尸式（详情参见附录 1）。

鹰式
详情参见 120 页。这个体式展示了前臂肌肉的位置所在。

旋后肌（Supinator）

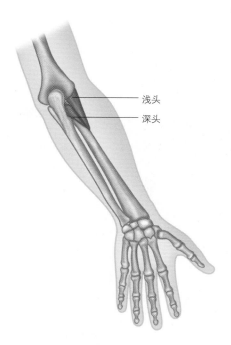

浅头
深头

拉丁语：supinus，仰卧。

后前臂深层肌肉的一部分。旋后肌几乎全部被浅层肌包裹。

起点
肱骨外侧缘下部（外上髁）和尺骨外侧缘的上部，与韧带相连。

止点
桡骨背侧与外侧三分之一处。

动作
前臂旋后。

神经
桡深神经（C5，C6，C7）。

基本功能动作
例如：转动门把手或螺丝刀。

请记住，旋后也是主要的运动方式之一。肱二头肌与肱桡肌也可以协助完成这一动作，与旋后肌协同工作——当肘关节屈曲时指的是肱二头肌，而从极端的旋后姿势恢复时则是肱桡肌。

可能会对肌肉造成损伤的动作
球拍运动中过度使用反手抽姿势，或者不断地扭转沉重或坚固的物体。

使用这块肌肉的体式
鹰式（第二级）、反桌式及反战士式（上臂）。

鹰式［Full Garudasana（Eagle Pose）］第二级

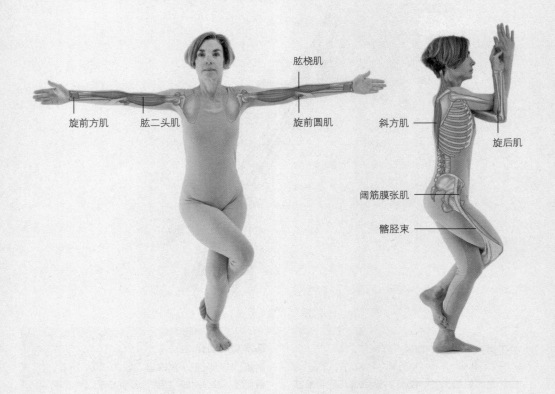

肱桡肌

旋前方肌　　肱二头肌　　旋前圆肌

斜方肌

旋后肌

阔筋膜张肌

髂胫束

Garuda=神话中的鹰女神;（gah-rov-DAHS-anna）。

意识：呼吸、能量、伸展、平衡、核心肌群稳定、凝视点、力量、集中力。

动作和对位：脊柱伸展，肩关节水平内收，肩胛带伸长（外展），肘关节屈曲，桡尺骨旋外，髋关节屈曲、内收，膝关节屈曲，踝关节背屈。从臀部到头部，以及上肢尽可能地保持笔直状态。

方法：双臂——以山式作为开始姿势。双臂朝身体两侧伸展，然后在体前的肘关节处交叉缠绕，肩胛骨分开。肘关节弯曲，掌心相对。

双腿——单脚站立，膝盖略微弯曲。另一条腿缠在上面，并在大腿处交叉，让双腿做出一个"拥抱"的姿势，同时上面的腿脚面放在支撑腿后方。鹰式可以在站姿系列快结束时进行。

小贴士：这个体式独一无二，因为两侧肩关节和髋关节都同时内收。当"椅子"式成为可能，盆底肌必须提高，且核心肌群启动。腹肌向上提的同时，尾骨下沉。双目直视前方。可以将上面的腿脚趾放在支撑脚外侧的地面上，以便更好地支撑身体。

平衡体式：山式。

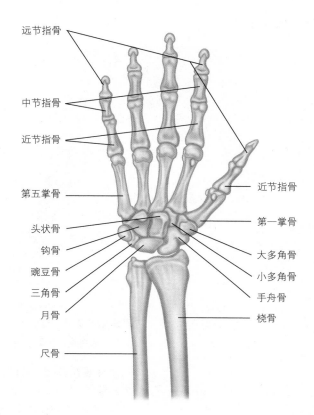

远节指骨

中节指骨

近节指骨

第五掌骨

头状骨

钩骨

豌豆骨

三角骨

月骨

尺骨

近节指骨

第一掌骨

大多角骨

小多角骨

手舟骨

桡骨

腕关节与手掌

结构

　　腕关节在瑜伽体式中是由手掌支撑的一个重要关节。桡骨与尺骨在此处与腕骨会合，尤其是近侧腕骨，包括手舟骨、月骨、三角骨和豌豆骨。

　　远侧腕骨包括大多角骨、小多角骨、头状骨以及钩骨，它们与五块掌骨会合，与末节指骨相连。每一根手指由三块指骨构成，不过拇指除外，它只有两块。这就组成了一只完整的手掌。

动作

　　腕关节可做屈曲、伸展、外展和内收运动。这四种动作一起构成"环转运动"。在瑜伽体式中如果手掌在其中起着支撑作用的话，那么腕关节通常会处于伸展过度的状态。这恰好与处于屈状态的腕关节（更加正常的状态）相对应。

　　第一腕掌关节可以做屈、伸、外展、内收、环转及对掌运动，第 2~5 腕掌关节只能做微小的滑动。掌指关节近似球窝关节，可做屈、伸、外展、内收及环转运动。指间关节是滑车关节，负责手指的弯曲和伸展动作。

　　拇指除了可以屈曲、伸展、外展与内收外，也会发生"对掌"动作，可以与每根手指分别接触。

腕屈肌（Wrist Flexors）

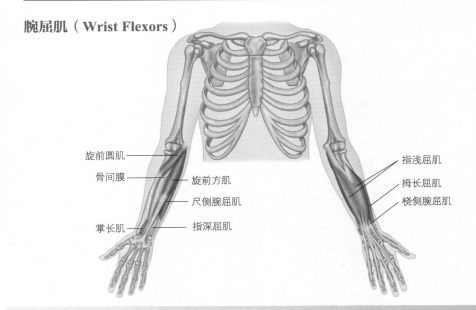

旋前圆肌
骨间膜
掌长肌
旋前方肌
尺侧腕屈肌
指深屈肌
指浅屈肌
拇长屈肌
桡侧腕屈肌

拉丁语：flectere，屈曲。

腕屈肌包括桡侧腕屈肌、掌长肌与尺侧腕屈肌。

起点

常见的屈肌起自肱骨内上髁（即肱骨下内侧）。

止点

腕骨、掌骨和指骨。

动作

腕关节屈曲（桡侧腕屈肌也可以使腕关节外展；尺侧腕屈肌也能够使腕关节内收）。

神经

桡侧腕屈肌：正中神经（C6，C7，C8）。
掌长肌：正中神经（C6，C7，C8，T1）。
尺侧腕屈肌：尺骨神经（C7，C8，T1）。

基本功能动作

例如：将绳索向内拉。挥舞斧头或锤子。

当肌肉长期紧张、紧缩或使用过度时的常见问题

高尔夫球手的肘关节（屈肌端过度使用造成的肌腱炎），以及腕管综合征。

可能会对肌肉造成损伤的动作

跌倒时用手撑住身体。

使用这块肌肉的体式

强化：手印。紧握的拳头画圈。
拉伸：手部平衡，桌式，双手合掌祈祷姿势，以及后背双手合掌祈祷式。

指屈肌（Finger Flexors）

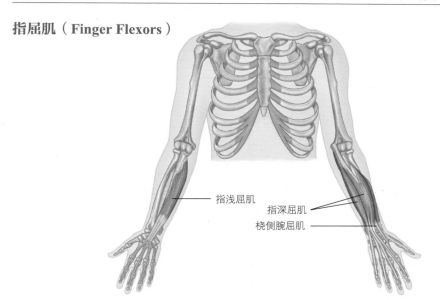

指浅屈肌

指深屈肌
桡侧腕屈肌

拉丁语：flectere ，屈曲。

指屈肌包括指浅屈肌和指深屈肌。

起点
指浅屈肌：肱骨内上髁处的屈肌总腱。尺骨喙突。桡骨前缘。
指深屈肌：尺骨中上部分。

止点
指浅屈肌：四根手指的中指指骨两侧。
指深屈肌：远节指骨的根部。

动作
指浅屈肌：弯曲每根手指的中间指骨。有助于腕关节屈曲。
指深屈肌：远节指骨弯曲（唯一一块可以这样做的肌肉）。

神经
指浅屈肌：正中神经（C7，C8，T1）。
屈肌：内侧肌肉，尺骨神经（C7，C8，T1）；横向肌肉，正中神经（C7，C8，T1）；有时候尺骨神经控制整块肌肉。

基本功能动作
提公文包的"锁握"，拧水龙头的"力握"，打字，弹钢琴，以及演奏部分弦乐器。

当肌肉长期紧张、紧缩或使用过度时常见问题
高尔夫球肘（屈肌端过度使用造成的肌腱炎），或者腕管综合征。

可能会对肌肉造成损伤的动作
跌倒时用手撑住身体。

使用这块肌肉的体式
参见"腕屈肌"。
拉伸：手部平衡，桌式，双手合掌祈祷姿势，以及后背双手合掌祈祷式。

智慧手印 [Jnana（OM）Mudra（The Knowledge Seal）] 第一级

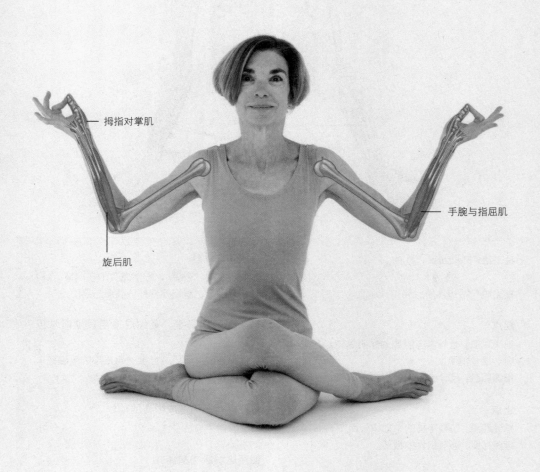

拇指对掌肌

旋后肌

手腕与指屈肌

jnana ＝ 知识，智慧；mudra ＝ 印记，手势；(jan-ahmooh-drah)。

意识：身心相通、能量流、头脑清晰、沟通、治愈、恢复性、向中对齐、平静。

动作与对齐：脊柱伸展，髋关节根据不同的姿势屈曲，手腕与手指屈曲，拇指对掌。打开身体来感受。

方法：身体呈坐姿，拇指与食指指尖相对做一个"手印"，控制体内能量。

小贴士：智慧手印可在任何冥想体式下进行，也可以作为呼吸法的一部分。它可在课程的任意时候进行，尤其是当你需要收敛意识时。这个手势可以被纳入许多体式中。

平衡体式：挺尸式（详情见附录 1）。

腕伸肌（Wrist Extensors）

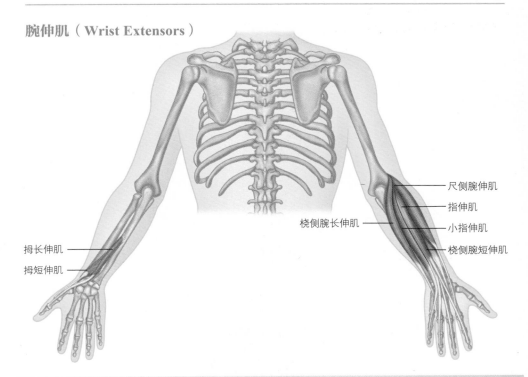

尺侧腕伸肌
指伸肌
桡侧腕长伸肌
小指伸肌
桡侧腕短伸肌
拇长伸肌
拇短伸肌

拉丁语：extendere，伸展。

腕伸肌由桡侧腕长伸肌、桡侧腕短伸肌与尺侧腕伸肌构成。

起点
肱骨外上髁的伸肌总腱（即肱骨的下外侧）。

止点
掌骨背侧面。

动作
伸展腕关节（桡侧腕长伸肌与短伸肌也使腕关节外展；尺侧腕伸肌也使腕关节内收）。

神经
桡侧腕长伸肌与短伸肌：桡神经（C5，C6，C7，C8）。
尺侧腕伸肌：深层桡神经（前臂骨间后）（C5，C6，C7）。

基本功能动作
例如：揉面团，打字，清洁窗户。

当肌肉长期紧张、紧缩或使用过度时常见问题
肘部发炎（肱骨外侧上髁肌腱过度使用而造成的肌腱炎）。

可能会对肌肉造成损伤的动作
跌倒时用手撑住身体。

使用这块肌肉的体式
参见"腕屈肌"。
强化：手部平衡，Adho Mukha Vrksasana（手倒立式），所有的平板支撑姿势，下犬式与上犬式。
拉伸：手指朝腕关节内侧弯曲（握成拳头），腕关节弯曲，双手拍掌，以及腕关节画圈。

指伸肌（Extensor Digitonum）

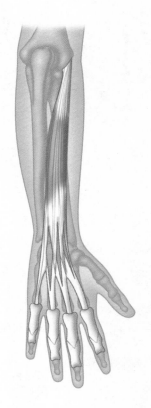

拉丁语：extendere，伸展。

起点
肱骨外上髁的伸肌总腱（即肱骨的下外侧）。

止点
四根手指所有指骨的背侧面。

动作
伸展手指，协助手指以中指为中心外展（分开）。

神经
深层桡神经（前臂骨间后）（C6，C7，C8）。

基本功能动作
把握在手里的东西松开。

可能会对肌肉造成损伤的动作
跌倒时用手撑住身体。

使用这块肌肉的体式
参见"腕伸肌"。

手倒立式［Adho Mukha Vrksasana（Handstand）］第二级

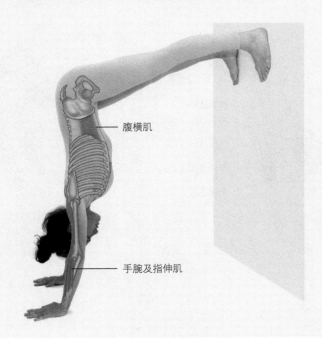

腹横肌

手腕及指伸肌

adho = 向下；mukha = 面对；vrksasana = 树；
(ahd-hoh mookah vrik-SHAHS-anna)。

意识： 呼吸、力量、稳定、核心肌群、支撑、平衡、补充精力、决心、平静。

动作与对齐： 脊柱伸展，肩关节屈曲，肩胛带稳定，肘关节、腕关节、手指伸展，髋关节与膝关节伸直，踝关节背屈或跖屈。躯干处于中正位置，身体像山式一样对齐，只不过上下颠倒。

方法： 上图的体式是手倒立式第一级，髋关节屈曲，且双脚抵住墙壁。（完整的手倒立式属于第二级体式，由双臂支撑着整个身体的体重。）首先，身体成站立姿势，与墙壁一腿之距，把脸转向外。身体前屈（站立前屈式），双手放在地板上，脚后跟抵住墙根呈下犬式。呼吸几次，因为对于双臂和整个身体来说，这是极好的热身运动。

肩关节移动至腕关节正上方，并开始朝墙壁方向移动，每次只移动一条腿，直至成倒 "L" 形姿势。坚持一分钟；核心肌群要像双臂一样积极参与其中，维持整个身体的平衡。

小贴士： 如果不清楚自己的血压状况或者眼睛的视网膜是否有问题的话，那么在进行头向下的倒立体式中就要多加注意。最好借助墙壁完成这个体式，因为对于肩关节与双臂来说，这是一个力量要求非常高的体式，并且也有跌倒的危险。等到以上的动作要求都完成之后，你就可以面朝墙壁，双腿向上踢，成手倒立式。站在旁边的另一个人可以协助练习者，使身体上下对齐。这个体式最好在课程快要结束时进行，然后双脚重新回到地板上。

平衡体式： 鱼式、半桥式及婴儿式。

拇肌（Pollicis Muscles）

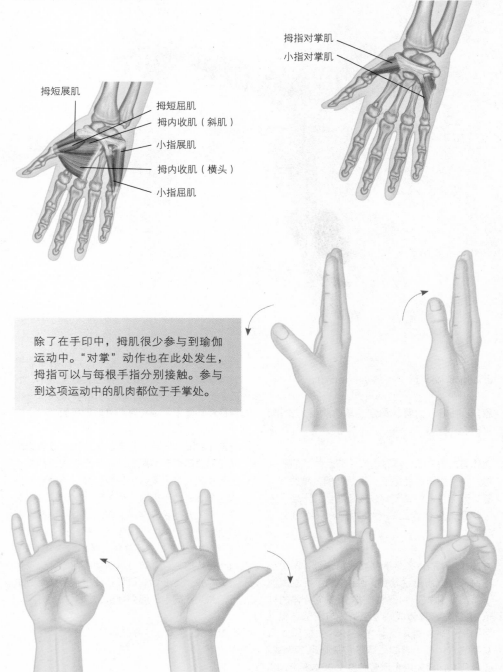

拇短展肌

拇短屈肌
拇内收肌（斜肌）
小指展肌
拇内收肌（横头）
小指屈肌

拇指对掌肌
小指对掌肌

除了在手印中，拇肌很少参与到瑜伽运动中。"对掌"动作也在此处发生，拇指可以与每根手指分别接触。参与到这项运动中的肌肉都位于手掌处。

拇指位置

第8章 臀部肌肉

髋关节

髋关节是人体最大的球窝关节，并且以不同的方式参与到瑜伽运动中，极其活跃。在站立体式中（不管是单腿还是双腿），髋关节都起着主导作用，并且当它沿着脊柱方向伸展时，身体呈后弯姿势。身体前屈时这个关节也总是在固定位置。当身体呈坐姿时，如莲花式，髋关节稳定不动并向外旋转，尽管这些肌肉并不处于强烈收缩状态。在俯卧体式中，例如眼镜蛇式和弓式，髋部屈肌伸展且伸肌得到强化，同时仰卧姿势也会发生巨大变化。手臂平衡也可以与髋关节互相配合。

结构

这个关节中的髂骨属于包括髋臼（髋骨窝）在内的骨盆的一部分。这个凹槽与股骨头（杵）相连，共同组成这个关节。用建筑学术语来说，骨盆是拱顶石，两根股骨则是这个拱形结构的支撑柱。这会保持髋关节的稳定与平衡，结构非常完整。

结缔组织

这里有三根值得注意的较大韧带。髂股韧带或 Y 形韧带支持关节，限制髋关节伸直或外旋动作。进行伸展动作时应该考虑到这一点，因为过度伸展的韧带很难恢复到原来的长度，从而造成关节不稳。这一点对于每个关节来说都是如此，并且在瑜伽运动中时常发生，因为学生们总是努力超过身体的限制。坐股韧带（ischiofemoral ligament）起于髋臼的后缘，穿过关节到达股骨，而耻骨韧带（pubofemoral ligament）则是从耻骨一直延伸至 Y 形韧带纤维。所有的四大韧带都是为了固定和收拢关节，其他的小型韧带则分布于髋关节、腰椎和骶骨关节周围。髋臼的上唇是围绕髋臼边缘的一圈结缔组织，可以对关节起到缓冲

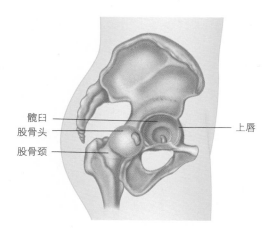

髋臼
股骨头
股骨颈
上唇

和固定作用。这里之所以要提到这一点，是因为这个组织很可能会遭到损伤，甚至是撕裂，从而引发关节周围疼痛。结构性问题、急性损伤或者使用不当都会导致这一结果，而某些瑜伽动作可以改善这一点。

动作

　　大腿前侧的肌肉可以使髋关节屈曲，大腿外侧（侧面）肌肉负责外展，大腿后侧肌肉控制伸展，大腿里侧（内侧）肌肉控制内收。大部分肌肉也可以内旋或外旋。一组六块髋部深层的外旋肌可以调整关节向外旋转，并稳固骶骨部位。股外侧韧带的另一个重要的组成部分就是髂胫束（ITB），可以对膝盖起到很好的稳定作用；它由臀大肌、阔筋膜张肌和筋膜组成，从骨盆一直伸展，超过膝盖。

肌肉

　　负责控制髋关节的肌肉从骨盆一直延伸至股骨，有的甚至会超过膝关节，使它们成为双关节肌肉。所有的这些大型肌肉塑造了大腿，并且它们大多数在髋关节处不只是进行单一的动作。

　　瑜伽就是在髋关节处的所有三个平面上平衡强化与伸展动作的完美典范。在战士体式中，前腿髋部屈肌被强化，后腿屈肌则被拉长。在树式中，支撑腿被强化，非支撑腿则得到了强化和伸展，这一点由肌肉来决定。上述所有知识在肌肉和随后的体式范例中都有描述。

　　在这一章中，肌肉被划分为屈肌和伸肌等，一个体式可能会调动其中一组肌肉：负责强化的肌肉或者是负责伸展的肌肉。当然，还有许多体式也可以归入其中；部分体式会打上这样的标签——"使用这块肌肉的体式"。

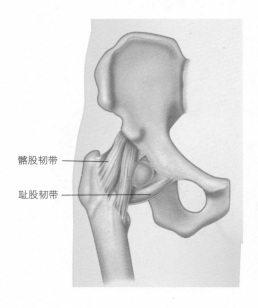

髂股韧带

耻股韧带

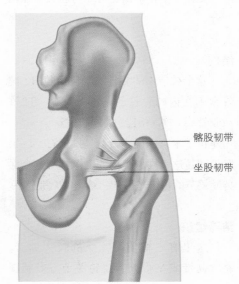

髂股韧带

坐股韧带

股直肌
（Rectus Femoris）

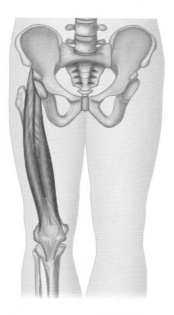

主要的髋屈肌
（Main Hip Flexor）

拉丁语: rectus ，笔直；femoris，大腿的。

股直肌是股四头肌的一部分，股四头肌还包括股外侧肌、股内侧肌、股中肌（只能控制膝盖，不能对髋关节起到锻炼作用的大型肌肉）。股直肌有两个起点：反折头与四足动物肌肉拉力相一致，而直头则是我们人类直立行走发展形成的。股直肌呈梭子形，属羽状肌，它在髋关节处只完成一个动作——屈曲。

起点
直头（前头）: 起于髂前下棘。
反折头（后头）: 起于髋臼（在髂骨上）上缘。

止点
汇集于髌骨上方，然后经由髌韧带 / 股四头肌腱到达胫骨的粗隆。

动作
伸展膝关节（参见第 9 章）。髋关节屈曲（尤其是伸展与屈曲相结合，如踢球）。行走过程中脚后跟撞击地面时防止膝关节弯曲。

神经
股神经（L2，L3，L4）。

基本功能动作
例如：爬楼梯，骑自行车。

可能会对肌肉造成损伤的动作
跳跃，落地姿势不正确。久坐不动也会削弱它的能力。

使用这块肌肉的体式
大多数站立姿势。
强化: 站立单腿伸展式、战士一式、战士二式、战士三式、树式、船式。
拉伸: 弓式、战士一式、战士二式、战士三式、冲刺式、弓步及双腿后弯。

缝匠肌
（Sartorius）

主要的髋屈肌
（Main Hip Flexor）

拉丁语： sartor，裁缝。

缝匠肌是人体最长的带状肌肉。这块肌肉上三分之一处的内侧缘组成了"股三角"的外侧边界（长收肌组成了内侧边界，腹股沟韧带构成了上侧边界）。缝匠肌负责使下肢像裁缝（它的名字也缘于此拉丁语）一样成盘腿坐姿势，这同时也是常见的冥想与瑜伽姿势。

起点
髂前上棘以及其下部位。

止点
胫骨上端前内侧缘。

动作
屈髋（走路或跑步时帮助将腿往前带）。髋关节向一侧旋转和外展。屈膝。完成屈曲动作后协助胫骨内旋。脚后跟放在异侧肢上可以将所有这些动作都集中为一体（对于髂胫束和梨状肌都是良好的伸展动作）。

神经
股神经的两个分支（L2，L3，L4）。

基本功能动作
例如：盘腿坐。

可能会对肌肉造成损伤的动作
踢一个很重的球。久坐不动也会削弱它的能力。

使用这块肌肉的体式
参见"股直肌"。另外，还有简易坐及莲花坐。
伸展： 卧英雄式。

髂腰肌
（Iliopsoas）

主要的髋屈肌
（Main Hip Flexor）

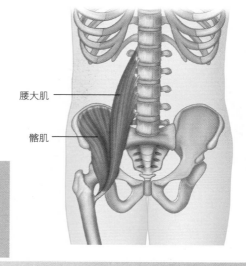

腰大肌

髂肌

使用这块肌肉的体式
参见"股直肌"下的体式。
强化：单腿站立伸展式。
拉伸：桥式一式（半桥式）。

希腊语：psoa，腰部的肌肉。

拉丁语：major，较大的；iliacus，与腰部有关的。

腰大肌和髂肌由于其位置和对腹腔内脏的缓冲作用，被认为是腹腔后壁的一部分。然而，这些肌肉——尤其是髂肌——的主要动作就是屈髋。腰大肌由于其在腰椎和髋部的位置，更多的是起到稳定肌的作用（参见第4章）。

另一块肌肉——腰小肌通常也被归入这一组肌肉中，但是由于随着人体的进化，它正在逐渐消失，所以在这里就不做展示了。欲了解更多关于这个迷人身体部位的信息，请参见 *The Vital Psoas Muscle*（Staugaard-Jones，2012）一书。

起点

腰大肌：所有腰椎（L1～L5）体侧面及横突。第十二块胸椎体以及所有的腰椎（T12～L5）。每一块腰椎上的腰间盘。
髂肌：髂窝上三分之二处。腰骶和骶髂关节前韧带。

止点

股骨小转子。

动作

腰大肌：主要充当腰椎和髋关节的稳定肌；屈肌作用不明显。
髂肌：髋关节强大的屈肌（大腿弯曲并向一侧旋转，如在踢球时，与缝匠肌协同合作）。

神经

腰大肌：腹侧支的腰椎神经（L1，L2，L3，L4）。
髂肌：股神经（L1，L2，L3，L4）。

基本功能动作

例如：爬楼梯或沿斜坡向上走。

当肌肉长期紧张、紧缩时常见问题

由于腰椎弯曲造成的下背部疼痛（脊柱前弯症）。这块肌肉的双侧牵缩会加剧腰椎前凸。

站立单腿伸展式 [Utthita Hasta Padangusthasana (Extended Hand-to-Big-Toe Balance)] 第二级

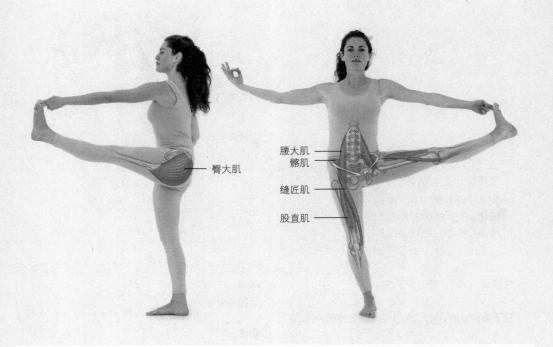

臀大肌

腰大肌
髂肌
缝匠肌
股直肌

utthita = 伸展的；hasta = 手；pada = 脚；angusta = 大脚趾。(oo-TE-ta ha-stah pad-ahn-goos-TAHS-anna)。

意识：呼吸、力量、伸展、平衡、核心肌群、关注力、凝视点。

动作与对齐：脊柱伸展，肩关节稳定，髋关节屈曲外旋，膝关节伸展，踝关节背屈。单脚站立，一侧身体从头到脚呈一条直线。

方法：以山式作为开始姿势，将身体重心转移到一只脚上，另一条腿抬高。一只手抓住非支撑腿的大脚趾并开始向前伸。如果可能的话，放开脚趾，让腿与地面继续保持平行，在这一过程中脊柱挺直。最好等到髋伸肌与髋屈肌已经完成热身后再进行。

小贴士：在完成这个单腿平衡姿势过程中，当腿向前伸展时，保持身体不向后倒十分重要。可以借助墙壁或伸展带给身体更多的支撑。骨盆保持正位。如果想要增大运动难度，可以将腿向一侧伸展，眼睛则看向抬高腿的相反侧。这被称作手抓脚趾单侧腿伸展式（Supta Padangusthasana）。你也可以选择抓住弯曲的膝关节完成第一级练习。上左图中的臀大肌正处于拉长延伸状态。

平衡体式：山式。

半桥式第一级（髋屈肌伸展）
[Setu Bandhasana（Half Bridge Pose）Hip Flexor Stretch]

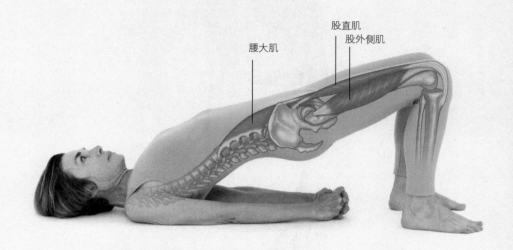

腰大肌

股直肌
股外侧肌

setu = 桥；bandha = 锁；(Settoo bahn-DAHS-anna)。

意识： 呼吸、伸展、力量、刺激、循环、平静、治疗。

动作与对齐： 脊柱过伸，肩关节稳定，髋关节伸展，膝关节屈曲。肩关节牢牢地固定在地板上，膝关节在双脚正上方。

方法： 以仰卧位作为开始姿势，双腿膝盖弯曲，双脚分开平放在地板上，与髋同宽。双臂置于髋关节两侧，掌心朝下，手指朝脚后跟方向伸展。骨盆向上抬离地面，最好与膝关节保持在一条直线上。如果臀部位置足够高，那么双手在臀部下方交扣，同时两侧肩胛骨靠拢。

小贴士： 为了使这个体式更加舒适，更有利于促进身体恢复，可以将骶骨放在瑜伽砖上。不论采用哪一种方式，这都是一项很好的开髋体式，如果需要的话可以随时在课堂上进行。

平衡体式： 挺尸式（参见附录 1）。

阔筋膜张肌
（Tensor Fasciae Latae）

主要的髋外展肌
（Main Hip Abductor）

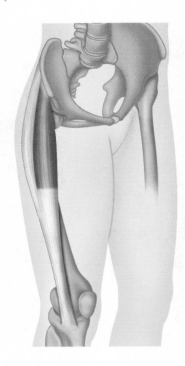

拉丁语：tendere，伸展、拉拽；fasciae，韧带的；latae，宽阔的。

这块肌肉位于臀大肌前侧，在臀部侧面。

起点
髂嵴外唇的前部以及髂前上棘的外表面。

止点
向下移行为髂胫束，止于胫骨大转子。

动作
髋关节屈曲、外展以及内旋。阔筋膜紧张，因此能够稳固膝关节。改变由臀大肌产生的旋转力。

神经
臀上神经（L4，L5，S1）。

基本功能动作
例如：走路。

可能会对肌肉造成损伤的动作
过度进行跑步、远足、骑车及蹲坐等运动。

使用这块肌肉的体式
强化：门闩式、三角前弯式及外展肌固定时的大多数站立式。
拉伸：仰卧半脊椎扭转及鸽子式（前腿）。

臀中肌
（Gluteus Medius）

主要的髋外展肌
（Main Hip Abductor）

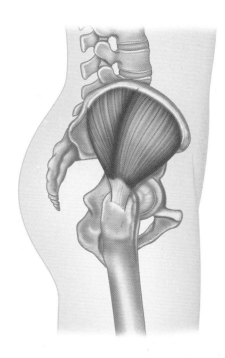

希腊语：gloutos，臀部。
拉丁语：medius，中等。

这块肌肉位于臀大肌深层，并且也因此被臀大肌所遮蔽，但是却又向上移行至臀大肌与阔筋膜张肌间的外表面。行走时它与臀小肌一起防止骨盆朝非承重腿方向下坠。

起点
髂骨翼外表面，髂嵴前部，位于臀前线与臀后线之间。

止点
股骨大转子外侧面的斜嵴。

动作
髋关节外展。前侧纤维居中旋转，并且可能会协助髋关节弯曲。后侧纤维会带动髋关节向一侧略微旋转。

神经
臀上神经（L4，L5，S1）。

基本功能动作
例如：朝一侧跨过某个物体，如低矮的篱笆。
参见"阔筋膜张肌"中可能会损害臀中肌的动作。

臀小肌
（Gluteus Minimus）

主要的髋外展肌
（Main Hip Abductor）

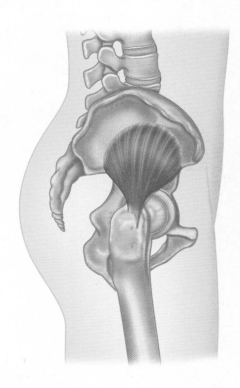

希腊语： gloutos，臀部。

拉丁语： minimus，最小的。

这块肌肉位于臀中肌深层，被其肌肉纤维所包裹。

起点
髂骨翼外面，位于臀前线与臀后线之间。

止点
股骨大转子前缘。

动作
外展、内旋，并且可能协助髋关节屈曲。

神经
臀上神经（L4，L5，S1）。

基本功能动作
例如：朝一侧跨过某个物体，如低矮的篱笆。参见"阔筋膜张肌"中可能会损害臀小肌的动作。

使用这块肌肉的体式
强化： 门闩式。
拉伸： 仰卧脊柱扭转式或其平衡体式。参见"阔筋膜张肌"部分使用的体式。

门闩式 [Parighasana（Crossbar or Gate Pose）]
第一级（臀部外展肌伸展及阻力训练）

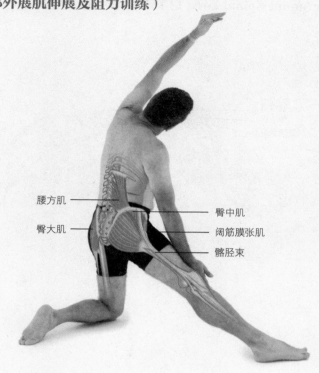

腰方肌

臀大肌

臀中肌

阔筋膜张肌

髂胫束

parigha = 门闩；(par-eh-GOSS-anna)。

意识：呼吸、力量、伸展、侧向运动、核心肌群、平衡。

动作与对齐：脊柱侧向弯曲，肩胛带旋转，肩关节外展，髋关节外展，膝关节屈曲与伸展。身体处于冠状面上。

方法：以跪姿作为开始姿势，一条腿朝身体一侧伸展，膝盖与脚趾向前。双臂朝身体一侧弯曲，骨盆保持水平正位。脊柱朝伸直腿方向侧弯，同时对侧手臂在头顶上方伸展；肩下沉。位于下方的手掌背部可以放在下方腿的小腿内侧。双眼直视前方。如果想增大运动强度，躯干向上抬高并朝另一侧弯曲，然后将伸直腿抬起；维持这一姿势并保持平衡。

小贴士：另一个变式，可将伸直腿外旋。两侧肋骨都需要延长。如果由于膝盖受伤无法屈膝跪下，这个体式也可以在椅子上进行。把这一体式纳入所有的课程中十分必要，因为它可以在冠状面上使身体得到锻炼，而许多体式都是在矢状面上完成的。平衡是完成这一动作的关键。门闩式适合在课堂的任何时候练习，尤其是当练习者们已经在跪姿时。

平衡体式：躯干向上抬起并朝身体另一侧弯曲，然后两侧互换。

仰卧脊柱扭转［Supta Matsyendrasana（Reclined or Supine Spinal Twist）］第一级（髂胫束伸展）

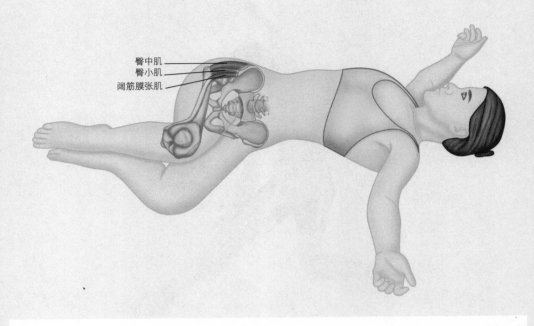

臀中肌
臀小肌
阔筋膜张肌

supta = 下弯的；Matsyendrasana = 鱼王；
(Soop-tah MAHT-see-en-DRAHS-anna)。

意识： 呼吸、伸展、脊柱放松、放松、消化、按摩内脏器官。

动作与对齐： 脊柱旋转，肩关节外展，髋关节屈曲内收，膝关节屈曲。肩胛骨仍然固定在地面上，同时脊柱拉长。

方法： 以仰卧位作为开始姿势，抱膝靠近胸口，两臂放在身体两侧。允许双腿朝任意一侧放在地上。头部可以转向另一侧，使颈椎得到更大程度的旋转。这时最好深呼吸几次并放松休息。重新将双腿抬高，呼气并启动核心肌群。另外一个变式为将一只腿向上抬并朝对面伸展，以获得最大的拉伸力，或者是伸展位于下方的那条腿。

小贴士： 如果下背部或者髋部有问题，那么建议双腿膝盖放在毯子或者瑜伽砖上支撑，这样下方的脊柱就不会过度扭曲。如果肩部有问题，那么手臂就不要向外伸。这个体式最好在课堂之初或者是结束时进行，它对于骶髂关节以及髂胫束来说都是不错的伸展运动：阔筋膜张肌、臀大肌以及一部分延伸超过膝盖且绷紧的结缔组织纤维束能够同时得到锻炼。

平衡体式： 挺尸式（参见附录 1）。

臀大肌
（Gluteus Maximus）

主要的髋伸肌
（Main Hip Extensor）

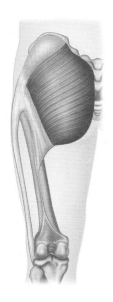

希腊语：gloutos，臀部。
拉丁语：maximus，最大的。

臀大肌是整个人体粗纤维最多、质量最大的一块肌肉。

起点

髂骨外侧，后臀线以及前后位骨骼后方。相邻的骶骨、尾骨后背面。骶结节韧带，竖脊肌的腱膜。

止点

远端的深层纤维：臀肌粗隆。
剩余纤维：阔筋膜张肌的髂胫束。

动作

上侧纤维：髋关节朝一侧旋转，可能会协助其外展。
下侧纤维：髋关节伸展并朝一侧旋转（如跑步或从坐姿站起来时有力的伸展）。拉长躯干。帮助髋关节内收。通过插入髂胫束中，在进行伸展动作时可以固定膝关节。

神经

臀下神经（L5，S1，S2）。

基本功能动作

例如：爬楼梯，从坐姿站立起来。

可能会对肌肉造成损伤的动作

过度进行跑步、远足、骑车、爬楼梯、蹲坐等运动。

使用这块肌肉的体式

强化：桥式一式、战士一式、战士二式、战士三式，以及后仰体式，例如眼镜蛇式、蝗虫式、骆驼式、上轮式（全轮）。
拉伸：婴儿式、快乐婴儿式、下弯扭曲及前屈体式。

腘绳肌
（Hamstrings）

主要的髋伸肌
（Main Hip Extensor）

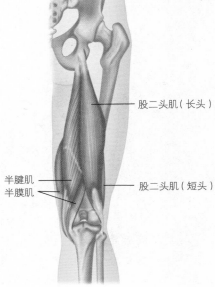

股二头肌（长头）

半腱肌
半膜肌

股二头肌（短头）

德语：hamme，腿后部。
拉丁语：stringere，聚集靠拢。

腘绳肌是由三块肌肉组成，从内向外依次是半膜肌、半腱肌以及股二头肌。

起点
坐骨结节（坐骨）。股二头肌也起自于股骨后侧。

止点
半膜肌：止于胫骨内侧髁后面（胫骨内上侧）。
半腱肌：止于胫骨上端内侧。
股二头肌：腓骨头（顶部）。胫骨外侧髁（胫骨的上外侧）。

动作
膝关节屈曲。髋关节伸展。
当膝盖弯曲时，半膜肌和半腱肌使小腿内旋，股二头肌使小腿外旋。

神经
坐骨神经分支（L4，L5，S1，S2，S3）。

基本功能动作
跑步过程中，腘绳肌在腿部前倾时起到牵拉作用，防止躯干在髋关节处屈曲。

当肌肉长期紧张、紧缩时常见问题
下背部疼痛，膝盖疼痛，两条腿长短不一，以及走路或跑步时步幅受限。

可能会对肌肉造成损伤的动作
肌肉突然拉长（如向前踢，没有进行热身准备就劈叉）。

使用这块肌肉的体式
强化：弓式。参见"臀大肌"部分体式。
拉伸：婴儿式。直膝前屈，如坐位体前屈式、下犬式，以及犁式。

弓式［Dhanurasana（Bow Pose）］第一、二级

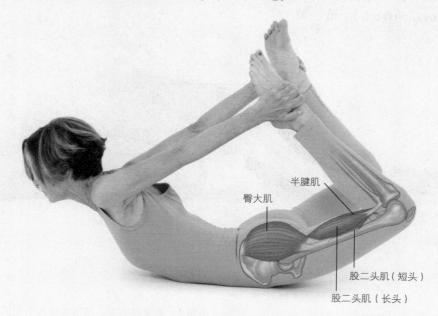

半腱肌

臀大肌

股二头肌（短头）

股二头肌（长头）

dhanu = 弓；(don-ur-AHS-anna)。

意识： 呼吸、伸展、力量、胸扩张、柔韧性、刺激内脏器官。

动作与对齐： 脊柱过伸，肩胛带内收，肩关节过伸，髋关节伸展，膝关节弯曲再伸展，踝关节背屈。身体像一张 "弓" 一样拱起，肩关节与膝盖在一条直线上。

方法： 以俯卧作为开始姿势。进行弓式第一级时，将一条腿膝盖弯曲，同侧手臂朝脚掌方向后伸。抓住踝关节，将脚掌推入手掌中，然后将大腿和躯干抬高。异侧手臂向前伸展，然后身体另一侧重复以上动作。进行弓式第二级时，两条腿同时参与到运动中，尽量保持两只膝盖并拢。双眼直视前方。

小贴士： 在开始第二级高级练习前最好将第一级作为热身运动进行。通过让脚掌推向手掌心的力量将胸部抬高，深呼吸。这个体式通常在课堂快结束时进行，此时髋关节需要打开，并且脊柱已经完成了热身准备。弓式第二级是强度较大的后弯体式。

平衡体式： 四柱式。

婴儿式（臀部伸肌拉伸）[Balasana（Child's Pose，Hip Extensor Stretch）] 第一级

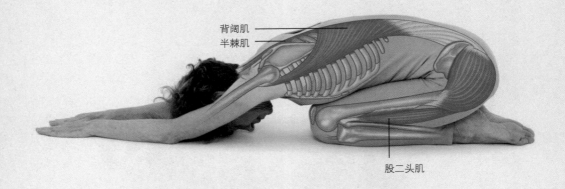

背阔肌
半棘肌

股二头肌

bala = 婴儿；(baa-LAHS-anna)。

意识：呼吸、伸展、放松、平静、刺激内脏器官、休息、恢复。

动作与对齐：脊柱弯曲，肩胛带上旋（双臂前伸），肩关节弯曲，髋关节与膝关节屈曲，踝关节跖屈。身体在矢状面上。

方法：以跪姿作为开始姿势，例如金刚坐，在大腿上方前屈（脚趾并拢，膝盖则略微分开）。向着或坐在脚后跟上。双臂前伸或放在身体两侧。坚持一分钟或更长时间，使身体得到完全的放松。

小贴士：如果髋关节、膝盖或踝关节有问题，将一条毯子放在髋关节与踝关节之间。你也可以选择趴在抱枕上。如果颈部力量不足，头部枕在双手或毯子上。这个体式可以极大地拉伸脊柱，而且可以在任何需要休息的时候进行。

平衡体式：挺尸式（参见附录1）。

大收肌、短伸肌与长收肌
（Adductors Magnus，Brevis，Longus）

主要的髋内收肌
（Main Hip Adductor）

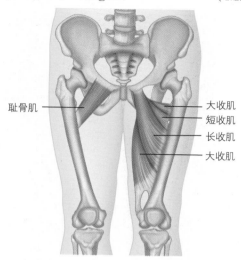

耻骨肌

大收肌
短收肌
长收肌
大收肌

拉丁语：adducere，导致；magnus，巨大的；brevis，短的；longus，长的。

大收肌是内收肌群中最宽大的肌肉，此外短收肌和长收肌也都属于内收肌群。长收肌是三块肌肉中最靠前的一块。长收肌上部纤维的外侧缘构成了股三角的内侧缘（缝匠肌构成了侧边界；腹股沟韧带构成了上边界）。

起点
起自耻骨（下支）的前面。大收肌也起于坐骨结节。

止点
股骨粗线内外唇的全长及内上髁。

动作
髋关节内收与外旋。

神经
大收肌：闭孔神经（L2，L3，L4）。
坐骨神经（L4，L5，S1）。
短收肌与长收肌：闭孔神经（L2，L3，L4）。

基本功能动作
例如：让后方的腿迈入、迈出车辆。

当肌肉长期紧张、紧缩、疲乏时常见问题
腹股沟牵拉。

可能会对肌肉造成损伤的动作
在没有进行充分热身准备的情况下，进行纵劈叉或高位侧踢。

使用这块肌肉的体式
强化：单腿加强背部伸展式。所有使用内收肌作为稳定肌的站立体式。
拉伸：束角式、快乐婴儿式、宽腿跨坐及三角前弯式。

股薄肌
（Gracilis）

主要的髋内收肌
（Main Hip Adductor）

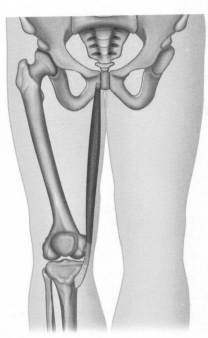

拉丁语： gracilis，细长的，纤弱的。

股薄肌沿大腿内侧分布于半膜肌前方。

起点
耻骨联合下部以及耻骨下支。

止点
胫骨粗隆内侧上部。

动作
内收髋关节，屈膝，膝关节屈曲时内旋。

神经
闭孔神经前分支（L2，L3，L4）。

基本功能动作
例如：坐下时上下膝盖叠放。

使用这块肌肉的体式
强化： 单腿加强背部伸展式，以及所有使用内收肌作为稳定肌的站立体式。
拉伸： 束角式、快乐婴儿式、宽腿跨坐及三角前弯式。

耻骨肌
（Pectineus）

主要的髋内收肌
（Main Hip Adductor）

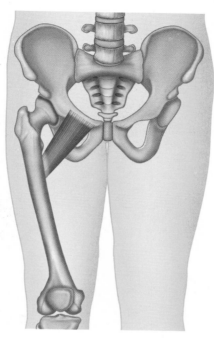

拉丁语：pecten，梳子；pectinatus，梳子形状的。

耻骨肌夹在腰大肌和长收肌之间。

起点
耻骨梳，髂耻隆起与耻骨结合之间。

止点
股骨小转子下方的耻骨肌线。

动作
内收髋关节，屈髋。

神经
股神经（L2，L3，L4）。
偶尔闭孔神经的一条额外分支，L3 也会参与其中。

基本功能动作
例如：沿着一条直线行走。

当肌肉长期紧张、紧缩、疲乏时常见问题
腹股沟牵拉。

使用这块肌肉的体式
强化：单腿加强背部伸展式，以及所有使用内收肌作为稳定肌的站立体式。
拉伸：束角式、仰卧双角式到快乐婴儿式、宽腿跨坐及三角前弯式。

单腿加强背部伸展式或金字塔式［Parsvottanasana（Pyramid Pose）］
第一、二级

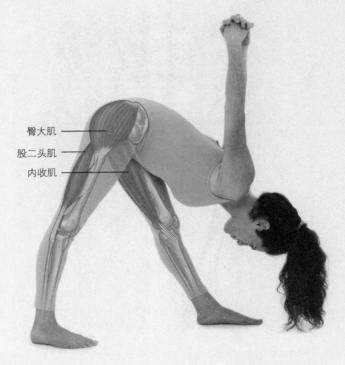

臀大肌
股二头肌
内收肌

parsva = 侧面；ut = 激烈；tan= 伸展，伸长；
(pars-vo-tahn-AHS-anna)。

意识：呼吸、力量、伸展、核心肌群启动、平衡、集中力、刺激、恢复精力。

动作与对齐：脊柱拉长，肩胛带稳定，肩关节拉伸，髋关节屈曲，膝关节伸展。在矢状面上，如果可以的话，双脚在一条直线上。

方法：以山式作为开始姿势，一条腿后跨一步，一只脚朝前且脚跟着地。双臂伸展并在背后交叉相握。躯干向前侧大腿位置前屈并与其保持在一条直线上。当躯干伸直并与地面平行时就停止动作；再深呼吸一次。继续朝前侧大腿屈曲，同时双臂在背后抬高。髋内收肌使双腿呈平行姿势，从前到后并位于身体下方。

小贴士：双手可置于前腿两侧的地面或瑜伽砖上，以获得更好的支撑。将前腿髋关节向后推，后腿髋关节向前推，使两侧髋关节摆正。膝关节保持伸展状态，但并不会超伸。对于双腿后部以及脊柱来说，这是一项高强度的伸展运动。调动核心肌群并将盆底肌向上提以支撑和平衡这个体式。只有当身体进行了充分的热身准备后，才可以进行练习。

平衡体式：山式。双臂抬高，背部略微向后拱起（新月形）。

束角式（内收肌伸展）[Baddha Konasana (Bound Angle Pose)] 第一级

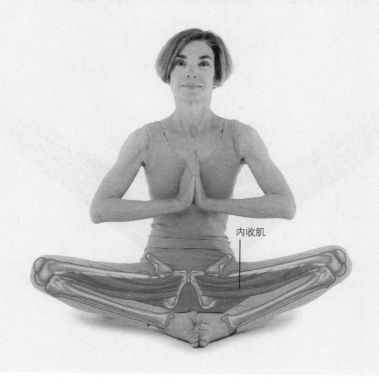

内收肌

baddha = 受约束的；kona = 角；(Bah-dah cone-AHS-anna)。

意识: 呼吸、伸展、刺激、循环、平静。

动作与对齐: 脊柱伸展，肩关节稳定，髋关节屈曲、外旋，膝关节弯曲，踝关节背屈。耳朵中部与髋关节保持在一条直线上。

方法: 以坐姿作为开始姿势，双腿膝盖弯曲且脚后跟并拢相对。脊柱伸直，坐在坐骨上。双手抓住脚踝或钩住脚趾，从髋关节处开始向前折弯，脊柱挺直，让身体进一步伸展。做到这一点后，可以向前弯下身体。

小贴士: 在运动最开始时脊柱保持挺直状态至关重要，这样双脚就被迫在体前向前放一些，你也可以坐在毯子或瑜伽砖上，或者靠墙坐着。这个体式很适合在课程开始时进行，也可以用于冥想或调息法中。

平衡体式: 巴拉瓦伽式（参见第 4 章）。

仰卧双角式到快乐婴儿式 [Supta Konasana (Reclined Straddle Pose) to Ananda Balasana Happy Baby] 第一级

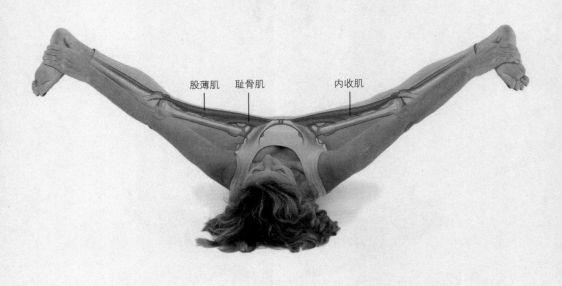

股薄肌　耻骨肌　内收肌

supta = 下弯的；kona = 角；(Soop-tah cone-AHS-anna)。ananda = 快乐；bala = 婴儿；(ah-NAHN-da baa-LAHS-anna)。

意识： 呼吸、伸展、刺激、循环、减压、打开。

动作与对齐： 脊柱伸展，髋关节屈曲并外旋外展，膝关节屈曲或伸展，踝关节背屈。脊柱与地面接触，保持中立位。

方法： 身体呈仰卧位，抱膝到胸口，然后打开双腿呈束角式，握住脚趾或踝关节。膝关节伸直，双腿向外伸展呈双腿叉开姿势。

小贴士： 当双腿伸直时，双手放在大腿内侧或外侧来支撑身体。深呼吸并开始享受放松。这是一项很好的打开髋关节的运动。

平衡体式： 快乐婴儿式，之后到挺尸式。

梨状肌
（Piriformis）

六块深层髋外旋肌
（Deep Hip Outward Rotator）

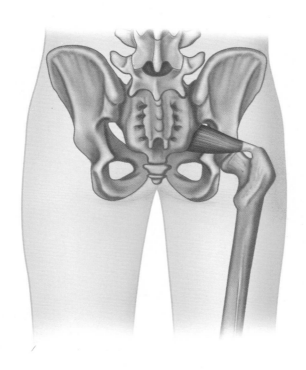

拉丁语： pirum，梨；forma，形状。

梨状肌是髋关节处最大的六块深层外旋转肌之一。它经由坐骨大孔，从坐骨神经后方出骨盆，因此是造成这条神经不适（坐骨神经痛）的罪魁祸首。

起点
骶骨内面。骶结节韧带。

止点
股骨大转子后面。

动作
髋关节外旋，当屈髋时大腿外展，在髋臼处可以协助固定股骨头。

神经
腰神经的腹侧支（L5）以及骶神经（S1，S2）。

基本功能动作
例如：下车时迈的第一条腿，以及在瑜伽运动中的髋关节外旋或者静坐冥想姿势。
请参见下一页所列举的体式。

闭孔肌、孖肌、股方肌
(Obturators, Gemelli, Quadratus Femoris)

六块深层髋外旋肌
(Deep Hip Outward Rotators)

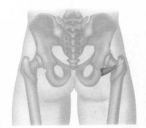

闭孔内肌

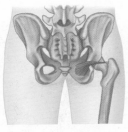

闭孔外肌

┌ 上孖肌
└ 下孖肌

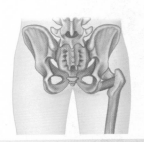

股方肌

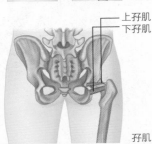

孖肌

拉丁语: obturare, 阻挡; gemellus, 使加倍; quadratus, 正方形的; femoris, 大腿的。

起点

闭孔外肌: 坐骨小孔与闭孔膜附着处之间的骨面。
闭孔内肌: 坐骨、耻骨和髂骨的内表面。
上孖肌: 坐骨棘（骨盆后下部）。
下孖肌: 上孖肌起点的正下方。
股方肌: 起于坐骨结节（坐骨）侧缘。

止点

止于股骨大转子（股方肌除外，它终止于其他肌肉后部与下部）。

动作

髋关节外旋。可以协助固定股骨头（髋臼）。

神经

闭孔内肌与上孖肌: 闭孔内神经（L5, S1, S2）。
下孖肌与股方肌: 股方肌神经（L4, L5, S1, S2）。

基本功能动作

例如: 下车时迈的第一条腿。

当肌肉长期紧张、紧缩时的常见问题

站立时双脚足趾外倾, 坐骨神经可能被梨状肌损伤。

可能会对肌肉造成损伤的动作

侧踢、蛙泳或跳芭蕾舞时热身准备不足。

使用这块肌肉的体式

强化: 半月式、女神式、莲花式、束角式、树式（弯曲腿）及头碰膝式（弯曲腿）。
拉伸: 鸽子式改编体式、牛面式（双腿）、半鱼王（坐姿扭动、屈腿）及交叉腿伸展。

注意: 髋关节内旋姿势可以最大限度地拉伸这些肌肉, 但是在鸽子式中前腿位置贴近大腿内侧肌肉（横穿中线）, 这有助于拉伸梨状肌, 缓解对坐骨神经的压力。
可以使髋关节外旋的肌肉包括缝匠肌、臀大肌、股二头肌以及内收肌群。

半月式（Ardha Chandrasana）第一、二级

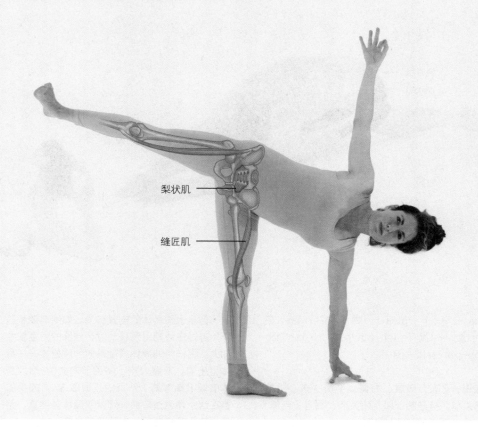

梨状肌

缝匠肌

ardha ＝ 一半；chandra ＝ 明月；（ard-hah chan-DRAHS-anna）。

意识：呼吸、力量、伸展、平衡、开放、协调、凝视点。

动作与对齐：脊柱伸展，肩胛带稳定，肩关节外展，髋关节屈曲和外旋，膝关节伸展，踝关节背屈。身体保持在水平面上，两侧肩关节呈一条直线（上下交叠）。

方法：以三角式作为开始姿势，前腿膝盖弯曲，然后伸展，同时后腿上抬呈向上伸展并外旋姿势。下方手臂在地面或瑜伽砖上，同时上臂朝天空上指。

小贴士：这个体式最好靠着墙壁进行，这样练习者后背就有平坦的支撑物支撑，使其处于一个平面。第二级就是背后无支撑物。这个体式可在课堂后半段进行，因为此时髋关节的热身运动已经完成。

平衡体式：山式，然后身体另一侧进行半月式。

鸽子式（Eka Pada Rajakapotasana）第一、二、三级

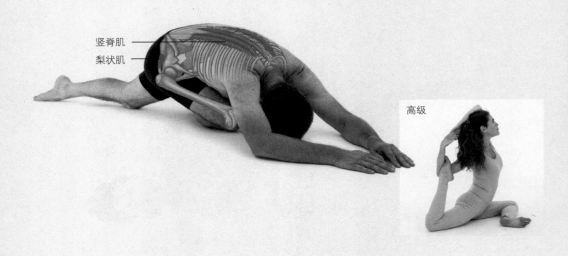

竖脊肌

梨状肌

高级

eka = 一个；pada = 脚，腿；raja= 王；kapota = 鸽子；(eh-kah pah-dah rah-jah-cop-poh-TAHS-anna)。

意识：呼吸、伸展、力量、平衡、核心肌群、肩关节、打开胸部以及髋关节、后弯（当躯干直立时）。刺激内脏器官。

动作与对齐：脊柱伸展至过伸（上身立起时），肩胛带与核心肌群稳定，肩关节屈曲（如果是高阶的话则是过伸），髋关节弯曲／旋转（前腿），髋关节伸展（后腿），膝关节弯曲并伸展。耳朵中部与髋关节对齐，不论是立起还是前屈。

方法：以桌式、下犬式或平板式作为开始姿势，单腿膝盖向前滑动至双手之间，同时后腿在体后伸展。身体重心会放在髋关节上，强化伸展动作。盆底肌与核心肌群向上提以减轻压力，或者利用支撑物。从直立式开始，双臂在地面前伸成前俯式（如图所示）。
这个体式通常被认为可以使前腿的梨状肌伸

展，但是也与具体的位置有关。如果前腿膝盖开始越过中线朝对侧移动时，伸展的力度就会加大。另一个伸展体式就是俯卧英雄式——身体呈坐姿，双腿内旋（膝关节弯曲），然后身体前倾（参考第 155 页的正面版本），如果膝盖在这个角无法弯曲，那就双腿膝盖挺直，但是当髋关节弯曲时，大腿仍然内旋。

小贴士：如果髋关节比较紧，那么这就是一个难度较大的体式，而且许多人都有这样的问题。如果需要的话可以将毯子或者瑜伽砖放在前侧髋关节下方，以便更好地支撑身体。只要双臂也在起着支撑作用，臀部抬离地面就可以降低这个体式的难度。注意膝关节的互相配合：前腿膝盖呈深度弯曲姿势，后腿膝盖则可能需要软支撑。为了增加趣味性，这里也可以练习高级版本（鸽王式）。鸽子式最好在课堂后半段进行，因为这个时候髋关节已经做好了充分的热身准备。

平衡体式：四柱式。

卧英雄式（Supta Virasana）第二级

髋关节内旋肌
（Hip Inward Rotation）

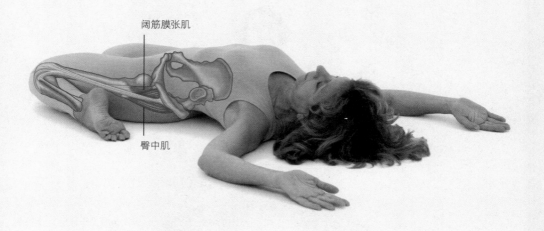

阔筋膜张肌

臀中肌

supta = 倾斜；vira = 英雄；(Soop-tah veer-AHS-anna)。

意识： 呼吸、前侧伸展、开髋、消化、放松。

动作与对齐： 脊柱伸展至过伸，肩关节稳定，髋关节伸展、内旋，膝关节弯曲，踝关节跖屈。身体侧卧呈一条直线。

方法： 以英雄坐与第 2 章中的金刚坐类似，小腿置于大腿外侧）作为开始姿势，然后向后仰，斜靠在前臂上。如果这个姿势舒服，那就一直不断向后倾斜。
腹肌、髋部屈肌、股四头肌以及踝关节会大幅度拉伸。腹部肌肉收紧，以减轻对腰椎的压力。

小贴士： 由于膝盖的扭转力比较大，因此这个体式并不适合膝关节有伤的人士练习。如果你无法在双脚放在髋关节外侧，坐骨固定在地面上时身体保持挺直状态，那么就不推荐身体向后斜倚。如果想要练习，不妨尝试半卧英雄式或者只做单腿的卧英雄式。这个体式建议在课堂快结束时练习。

平衡体式： 束角式。

髋关节内旋
参与运动的主要肌肉是臀中肌（前侧纤维）、臀小肌、阔筋膜张肌、半腱肌、半膜肌、耻骨肌以及股薄肌。这些肌肉在髋关节处还有其他主要动作，这一点在本章最开始时已经探讨过了。

向内（内侧）旋转时使用这些肌肉的体式
强化： 卧英雄式、双角式。
拉伸： 女神式、莲花式及束角式。

女神式（Utkata Konasana）第一级

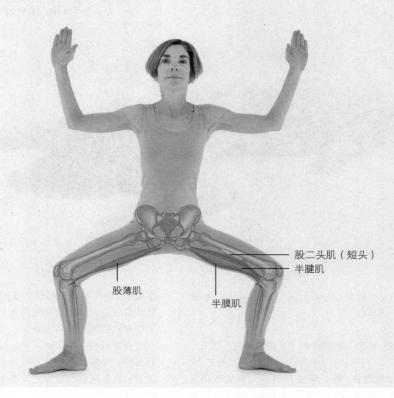

股二头肌（短头）
半腱肌
股薄肌
半膜肌

utkata = 激烈的，有力的；kona = 角；(oot-kah-tuh cone-AHS-anna)。

意识： 呼吸、力量、伸展、力量、核心肌群启动、扩胸开髋、活力、平衡、集中、刺激循环系统与呼吸。

动作与对齐： 脊柱伸展，肩胛带稳定，肩关节外展，髋关节屈曲外旋，膝关节弯曲。身体从耳朵中部到髋关节呈一条直线，膝关节在脚趾上方。

方法： 以山式作为开始姿势，面对瑜伽垫的长边一侧站立，双脚分开约 1 米宽。双腿向外旋转 45 角，膝关节向外打开。盆底肌与腹肌调动，尾骨下沉。双臂的位置可以变化——仙人掌式（如图所示）和祈祷式比较常见。如果想要增大运动难度，将双臂抬高，同时肩关节下压。对于髋部屈肌以及外旋肌来说，这个体式可以锻炼力量；对于髋部伸展肌和内旋肌来讲属于伸展运动；而对于内收肌与外展肌来说则起到了稳定平衡作用——总之对于髋关节来说是一个很棒的体式。

小贴士： 这是一个下蹲的姿势，因此对于下肢来说也是强度较大的力量训练。这个姿势保持的时间越长，你达到的难度就越高。尝试一到两分钟，身体保持对位，呼吸正常。据说这个体式对于处于孕期的女士效果特别好。也可以尝试倚靠着墙壁进行练习。不论是男是女都可以尝试这个女神式。只要需要进行力量与稳定性训练，就可以在课程的任何时候进行这一练习。

平衡体式： 山式。

战士三式第二级（综合体式）[Virabhadrasana（Warrior III）]

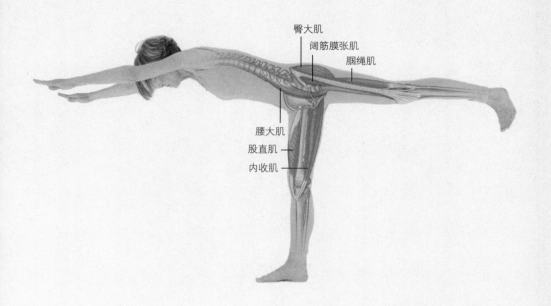

臀大肌
阔筋膜张肌
腘绳肌
腰大肌
股直肌
内收肌

Virabhadra= 神话中的勇士；(veer-ah-bah-DRAHS-anna)。

意识：呼吸、力量、伸展、核心肌群启动、平衡、集中。

动作与对齐：脊柱伸展，肩胛带稳定，肩关节内收与外展，肩关节屈曲，髋关节屈曲或伸展，膝关节伸展，踝关节背屈或跖屈。身体呈一条水平直线，单腿支撑以维持身体平衡。

方法：以山式到战士一式，上身前倾与后腿呈一条对角线。双臂前伸或扶住瑜伽砖，伸直前腿膝盖，同时后腿抬离地面。假设一条水平直线，从脑后开始，穿过双臂一直到达后腿，与地面保持平行。不同的手臂姿势可参与到运动中：双臂前伸、后伸或成祈祷式。

小贴士：如果使用瑜伽砖，那么在开始这个体式练习之前就把它放在两只脚掌的外侧。在战士三式中，确保后腿在髋关节处保持中立，膝盖与脚背朝下。保持这一姿势至少三次深呼吸。在课堂上，在核心肌群做好了热身准备运动后，可随时进行这个体式的练习。请记住，核心肌群是所有的站立体式以及单腿平衡的关键。

平衡体式：山式。

第9章 膝关节肌肉

膝关节是一个设计精巧的机械构造。它恐怕是人体最大的一个关节了，有两根长骨（股骨和胫骨）充当杠杆。它们的交会处主要进行矢状面移动，但是几乎不会进行任何横向移动。这一事实，再加上膝关节位于髋关节与足部之间的特殊位置，决定了它极易受伤的属性。进行瑜伽练习时，如果能够正确关注姿势与对齐，可以保持膝关节健康、强壮。

结构

股骨（大腿骨）是人体最重的一块骨头。它与胫骨的凹面相连，是构成膝关节的最主要结构。另外还有起保护作用的髌骨（膝盖骨），以及充当固定肌腱和韧带锚的腓骨，这样一来膝关节的工作效率也能够得到提升。

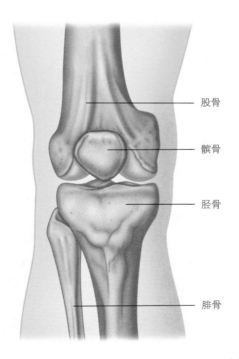

股骨

髌骨

胫骨

腓骨

髌骨、右腿前视图

结缔组织

由于膝关节受伤风险大，因此韧带和肌腱一定要处于非常良好的工作状态才能够维持这个结构的完整。膝关节的两侧各有一条侧韧带：内侧的胫侧副韧带以及外侧的腓侧副韧带。前侧与后侧的交叉韧带从膝关节内部横穿。软骨（内侧与外侧半月板）位于两块主要的骨头之间，髌骨后方的透明软骨可以起到很好的缓冲作用。髌韧带可以帮助髌骨固定在原位不动，与股四头肌一道附着于胫骨前侧。关节周围的滑囊可以减少摩擦。

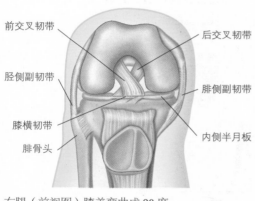

前交叉韧带　后交叉韧带
胫侧副韧带　腓侧副韧带
膝横韧带　内侧半月板
腓骨头

右腿（前视图）膝盖弯曲成 90 度

膝屈肌

主要肌肉：股二头肌、半腱肌、半膜肌（参见第 8 章）

次要肌肉：缝匠肌、股薄肌（参见第 8 章）；腓肠肌（参见第 10 章）。

膝关节外旋肌（膝关节屈曲肌）

股二头肌（参见第 8 章）、股外侧肌。

瑜伽姿势，参见卧英雄式（第 8 章）。大腿向内旋转，但实际上膝盖向外旋转。

动作

膝盖最主要的功能是屈曲（膝关节弯曲）和伸展（膝关节伸直）。它在水平面上的副作用虽然鲜为人知但却同样重要——内旋和外旋。这个动作只有当膝盖处于弯曲（屈曲）状态下才有可能发生，并且它在胫骨牵引法中也发挥着一定作用。

肌肉

位于大腿前侧的股四头肌是人体主要的伸肌，并且参与到了许多运动中，如走路、跑步、跳跃和踢腿，以及一切能够伸展膝关节的动作。这些肌肉构成了人体中最有力、最强大的肌肉群。它们比自己的拮抗肌——腘绳肌——要强大很多。理想状态下股四头肌应该至少比腘绳肌强大 25%，才能够维持膝关节机制的平衡。

位于大腿后部的腘绳肌是重要的屈肌，它们与其他起于髋部的双关节肌（例如缝匠肌和腘绳肌一起工作。较短的腘绳肌在阻止膝关节过伸时发挥着不可替代的重要作用。

膝关节内旋肌（膝关节屈曲肌）

半腱肌、半膜肌、缝匠肌、股薄肌、股内侧肌。

事实上并不存在专门针对膝关节内旋的完美瑜伽姿势。可以参见双角式（第 4 章）。如果膝盖弯曲，小腿可以向内旋转。做出这个动作的肌肉也可以以其他方式得到锻炼，因为其中大部分是双关节肌肉，可以进行膝关节弯曲或伸展。

股四头肌（膝伸肌）
Quadriceps（Knee Extensors）

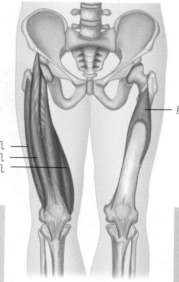

股中肌

股外侧肌
股直肌
股内侧肌

拉丁语：quadriceps，四头的。

股四头肌由股直肌（参见第8章）、股外侧肌、股内侧肌和股中肌组成。所有的这些肌肉都横穿膝关节，但是股直肌是其中唯一的两头肌肉，同时也横穿髋关节（在此处会引发屈曲动作）。从蹲坐姿势站起来、走路和爬山时，股四头肌可以拉伸膝关节。作为一个肌肉群，股肌（股内侧肌、股外侧肌和股中肌）通过离心性收缩控制着身体向下坐的动作。

起点
股直肌：起自髂骨前侧（髂前下棘），髌骨上方。
股肌：股骨干上半部分。

止点
汇合于髌骨上方，然后经由髌韧带进入胫骨前部（胫骨粗隆）。

动作
股直肌：膝关节伸展以及髋关节屈曲（尤其是踢球等综合运动中）。
股肌：膝关节伸展。
注意：膝盖上方的大腿内侧肌肉，有时候又被称作"股内侧肌"，可通过完全伸展激活。

神经
股神经（L2，L3，L4）。

基本功能动作
例如：爬楼梯或骑自行车。

可能会对肌肉造成损伤的动作
跑步、跳跃或负重下蹲。

当肌肉长期紧张或收缩时的常见问题
膝关节疼痛或膝关节不稳，尤其当膝关节紧绷或无力时。

使用这块肌肉的体式
强化：所有的单腿平衡运动。针对髋关节屈曲时的幻椅式。站立前屈式、下犬式、上犬式、战士一式、战士二式、战士三式、三角伸展式、舞王式（支撑腿）及树式（支撑腿）。
拉伸：头碰膝式（屈腿）、骆驼式、卧英雄式、舞王式（非支撑腿）及树式（非支撑腿）。舞王式可以拉伸后腿，因为当髋关节伸展、膝关节屈曲时，肌肉（肌腱）两端都会被拉长。这里有一个关于等长收缩的极好的范例，它同时也可以被看作是强化动作：当脚掌朝掌心下压时，肌肉正在对抗一种不可动的力量。下方腿也在进行同样的动作：等长收缩。

舞王式［Natarajasana（Lord of the Dance Pose）］第一级

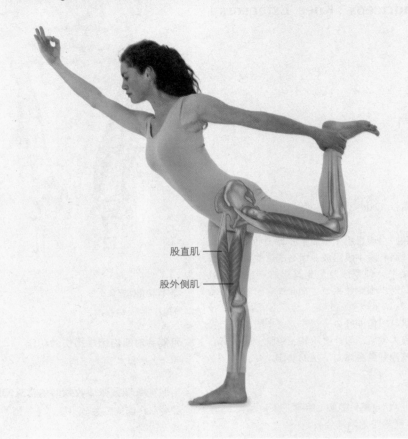

股直肌 ——

股外侧肌 ——

nata = 舞蹈者；raja = 国王；(nattah-raj-AHS-anna)。

意识：呼吸、力量、向前伸展、髋关节和胸腔打开、平衡、集中注意力。

动作与对齐：脊柱伸展至超伸（后弯），肩胛带前倾（后臂），肩关节超伸（后臂），髋关节和膝关节屈曲伸展，踝关节背屈。身体挺直，骨盆正中位。

方法：以山式作为开始姿势，将身体重心转移至一条腿上。另一条腿膝盖弯曲并向后伸，手臂后伸去抓脚踝。将那只脚朝掌心内推，非支撑腿开始向上抬，同时骨盆略微倾斜。另一只手臂前伸维持身体平衡。此时将核心肌群向上提非常重要，因为腹部很容易下垂。双目直视前方，胸部朝正前。

小贴士：也可以用一只手扶住墙壁支撑身体平衡。将一根带子缠在脚上，然后双手握住带子两端也是不错的选择；双臂和带子在脑后向上抬。髋关节和腰椎完成热身运动后，随时可以进行这一体式。

平衡体式：身体另一侧重复以上动作，然后进行下犬式练习。

树式［Vrksasana（Tree Pose）］第一级

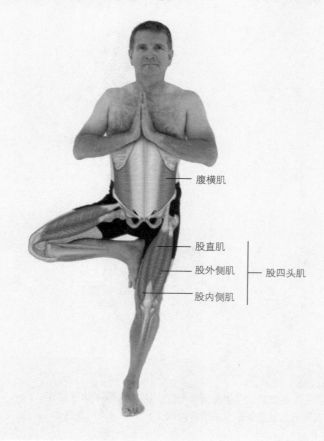

腹横肌

股直肌

股外侧肌　　股四头肌

股内侧肌

vrksa = 树；(vrik-SHAHS-anna)。

意识：呼吸、力量、伸展、髋关节打开、核心、平衡、能量、集中。

动作与对齐：脊柱伸展，肩关节稳定，髋关节屈曲外旋（非支撑腿），膝关节屈曲或伸展。身体挺直，两侧肩关节和髋关节放平。

方法：以山式作为开始姿势，将身体重心均匀地转移至一只脚上，髋关节不发生任何偏移（利用核心肌群完成这一动作）。另一条腿向上抬，用手将脚后跟放在支撑腿同侧的膝关节上方或

下方。上方腿的髋关节打开至外旋姿势，不要旋转或抬升骨盆。尾骨下沉，盆底肌上提，双手呈祈祷姿势。双目直视前方或向上看。

小贴士：脚掌和腿相对抗用力，以更好地支持平衡。想象下方腿扎根在地上。如果身体达到平衡，双臂可以向上抬高，肩关节下沉远离双耳。必要的话可以借助墙壁或椅子维持身体平衡。髋关节完成热身运动后，这个体式可随时进行。

平衡体式：山式，然后身体另一侧重复以上动作。

腘肌（Popliteus）

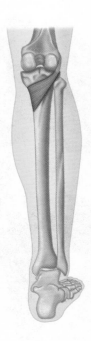

拉丁语: poples，火腿。
膝关节后的一小块斜肌，主要充当稳定肌。从腘肌的起点伸出的肌腱位于膝关节囊内侧。

起点
股骨外侧髁的外侧面，以及膝关节的腘斜韧带（oblique popliteal ligament）。

止点
胫骨背侧面上部，比目鱼肌线以上。

动作
当脚掌固定在地面上时，股骨外旋。当身体重心不在腿部时，腓骨内旋。帮助膝关节弯曲（腘肌 "打开" 伸直的膝关节，带动腿部弯曲）。有助于加固膝关节后侧韧带。

神经
胫骨神经（L4，L5，S1）。

基本功能动作
例如：走路。

可能会对肌肉造成损伤的动作
膝关节过伸，跳跃／着地，以及身体负重下蹲。

当肌肉长期紧张或收缩时的常见问题
膝关节疼痛或膝关节不稳，尤其是当膝关节虚弱无力时。

使用这块肌肉的体式
强化: 幻椅式、战士一式、战士二式及高弓步式（前腿）。
拉伸: 头碰膝式（单腿）、下犬式及坐位体前屈式。

幻椅式第一级［Utkatasana（Chair Pose）］

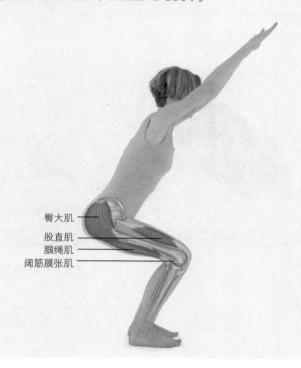

臀大肌
股直肌
腘绳肌
阔筋膜张肌

utkata = 强大的；(oot-kah-TAHS-anna)。

意识：呼吸、力量、伸展、胸部扩张、核心肌群支撑、激活内脏器官。

动作与对齐：脊柱伸展，肩胛带稳定，肩关节弯曲，髋屈曲到伸展内收，膝关节由屈曲到伸展，踝关节背屈。身体从双臂到耳朵，再到髋关节都始终在同一条直线上。

方法：以山式作为开始姿势，膝关节深屈，就如同坐在椅子上一般。当双臂向上抬，与耳朵在同一条直线上时，脊柱要直。双目直视前方或抬头向上看，胸部抬起。这是一个难度很大的动作：核心肌群一定要保持紧张，使腹肌和骨盆向上提，同时尾骨下沉。理想情况下，大腿要与地面保持平行。

小贴士：需要特别留意不要增大腰椎的曲度。双手可以放在髋关节处，或者采用仙人掌式中的抬臂动作，以防出现任何肩部问题。保持这个姿势一分钟。幻椅式可随时在课堂上进行，它是属于拜日式的一部分。

平衡体式：山式。向后伸展后弯。

幻椅式被用来以各种各样的方式展示腘绳肌。当膝盖弯曲时，这些肌肉等长收缩使膝盖保持屈曲状态，尽管在返回原位的过程中，股四头肌会向心收缩，克服重力和自身体重将膝关节拉直，而在这个过程中，这两种力正是最大的阻力。腘绳肌会等长收缩，从坐立姿势站起来时充当伸直肌群（请记住它们属于双关节肌肉）。幻椅式是一个髋关节和膝关节深屈的姿势，不过运动的重点在于保持动作以及重新恢复。

背部伸展式（膝关节屈曲拉伸）
［Paschimottanasana（Sitting Forward Bend）］第一级

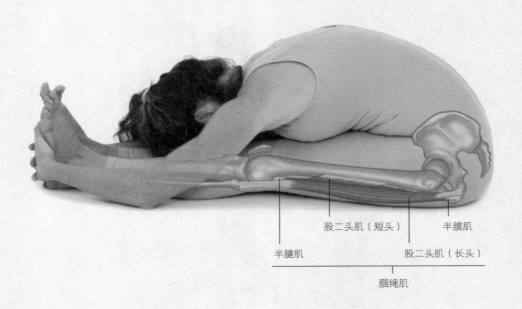

股二头肌（短头）　　半膜肌

半腱肌　　　　　股二头肌（长头）

腘绳肌

pascha ＝ 西，后背；uttana ＝大强度拉伸运动；(pash-ee-moh-tan-AHS-anna)。

意识：呼吸、后侧伸展、髋关节和腿部屈曲、激活内脏器官、消化、平静。

动作与对齐：脊柱伸展，肩关节稳定，髋关节弯曲，膝关节伸展，踝关节背屈。身体从头部到臀部在同一条直线上。

方法：以坐姿作为开始姿势，双腿向前伸，同时身体坐直。以髋关节为轴向前折叠身体，骨盆上抬到高于双腿位置。双臂可向前伸展，只要脊柱能够保持挺直状态。理想情况下，双腿、膝盖和脊柱都能够挺直，脚趾向上。

小贴士：如果腘绳肌较紧，可以弯曲膝盖或在下方垫一张毯子。你也可以坐在瑜伽砖或毯子上。脊柱伸展到最大限度后，就可以向前折弯，就像图中所画的那样。这个体式最好在课堂接近尾声时再进行练习，因为此时身体温度会比较高。

平衡体式：反平板式（参见第 6 章）。

第 10 章　小腿与足部肌肉

小腿和双脚支撑着上方所有的身体结构，这并非易事。足部的拱形结构（踝关节与脚趾关节）使得它能够拥有支撑身体、适应、减震、重心移动以及推进的能力。在瑜伽运动中，双脚是许多体式的基础。

结构

26 块骨，19 块大型肌肉以及大量内附肌，并且还有超过 100 根的韧带共同组成每只小腿/脚掌的主要结构。身体重心从胫骨迁移至距骨，然后又到跟骨，这是一种令人惊叹的平衡，因为整个身体的重量被双脚承受，然后又继续前推，经过整个脚掌。

足部的拱形结构是建筑业会专门研究的课题。三个拱形就能组成一个"穹顶"，完成必要的足部功能。主要的纵弓位于脚掌内侧，由一侧的跟骨以及前方的四根跗骨组成，中部的距骨则充当着"楔石"的功能。位于脚掌外侧的纵弓从跟骨开始，穿过距骨，到达骰骨以及第四、第五跖骨。横弓从大脚趾开始一路横穿脚掌到达小脚趾跖骨。所有力线都集中在横弓与纵弓交会处，承受着上方的体重，同时还要缓冲来自下方的冲击。脚掌的外在肌以及脚跟的肌肉（固有的）可以强化足弓。双脚并拢、平行，一个完整的穹顶就在两只脚的中心形成。

动作

踝关节能够进行跖屈（足尖下垂）和背屈（足部弯曲）。踝关节下部可以后旋（外翻和内收的综合运动）和仰转（内翻和外展）。脚趾主要处于屈曲和伸展状态。这些动作可以帮助脚趾伸展。

我们先来看看小腿肌肉。

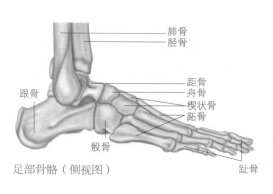

足部骨骼（侧视图）

腓骨
胫骨
距骨
舟骨
楔状骨
跖骨
跟骨
骰骨
趾骨

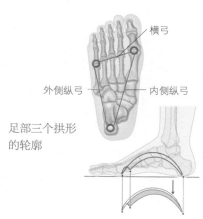

横弓

外侧纵弓　　内侧纵弓

足部三个拱形的轮廓

胫骨前肌（Tibialis Anterior）

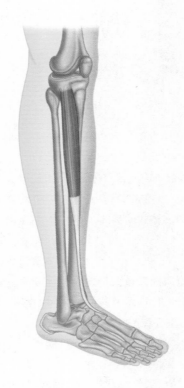

拉丁语： tibialis，与胫骨有关的；anterior，前部。

起点
胫骨外侧髁，胫骨侧面上半部，小腿骨间膜。

止点
内侧楔骨内侧面和跖面。第一跖骨底。

动作
踝关节背屈，以及踝关节倒悬。

神经
腓深神经（L4，L5，S1）。

基本功能动作
例如：走路和跑步（当腿向前摆动，脚掌撞击并完全抬离地面后，有助于防止脚掌用力拍击地面）。

趾长伸肌（Extensor Digitorum Longus）

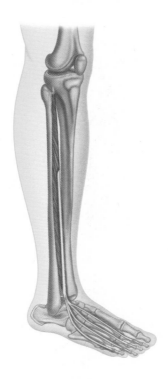

拉丁语： extendere，伸展；digitus，手指 /
脚趾；longus，长的。

与对应的手掌肌腱一样，这块肌肉在脚掌的近
节趾骨的背部形成了伸肌腱腱帽。这些腱帽与
蚓状肌和趾短伸肌的肌腱相交，而非与骨间肌
相交。

起点
胫骨外侧髁，胫骨上端三分之二处和小腿骨间
膜上部。

止点
沿着四根外侧脚趾的背侧面分布，每个肌腱分
开，附着于中间和远侧节根部。

动作
在跖趾关节处伸展脚趾，协助趾间关节伸展。
帮助踝关节背屈以及足部外翻。

神经
腓骨（腓侧的）神经（L4，L5，S1）。

基本功能动作
例如：爬楼梯（确保脚趾能够从台阶上抬起）。

踇长伸肌（Extensor Hallucis Longus）

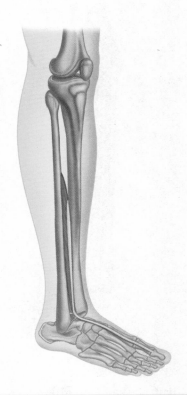

拉丁语： extendere，伸展；hallux，大脚趾；longus，长的。

这块肌肉位于胫骨前肌和趾长伸肌之间和底部。

起点
腓骨内侧面的中部和骨间膜。

止点
大脚趾远节趾骨底。

动作
伸展大脚趾的所有关节，踝关节背屈，并且协助脚掌倒转。

神经
腓深（腓侧的）神经（L4，L5，S1）。

基本功能动作
例如：爬楼梯（确保脚趾能够从台阶上抬起）。这个脚掌的姿势在许多体式中都出现过（比如头碰膝式），可以强化小腿前侧肌肉，同时对后部肌肉也有拉伸作用。

头碰膝式 [Janu Sirsasana（Head to Knee Forward Bend）] 第一级

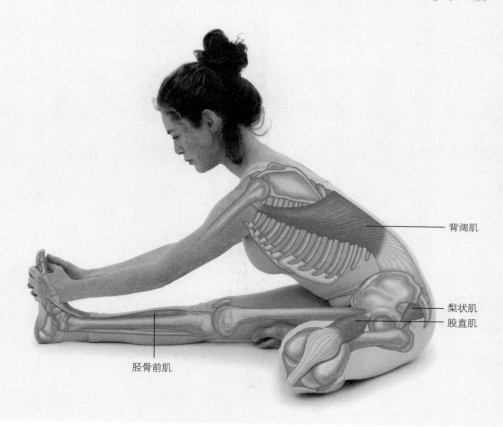

背阔肌

梨状肌
股直肌

胫骨前肌

janu = 膝盖；sirsa = 头部；（jahn-ushear-SHAHS-anna）。

意识：呼吸、伸展、刺激内脏器官、治愈、平静。

动作与对齐：脊柱伸展，肩胛带稳定，肩关节弯曲，髋关节与膝关节屈曲或伸展。身体从头部到髋关节呈一条直线。

方法：以坐姿为开始姿势，一条腿在体前伸展，另一条腿弯曲，并且弯曲腿的那只脚掌抵住另一条腿的大腿内侧。脊柱挺直，以髋关节为轴向前屈曲，双手向前伸展，并将其放在伸直腿上。坐骨拱起，核心肌群启动。保持这一姿势，并深呼吸。

小贴士：如果腘绳肌过紧，放松挺直的膝关节。胸部与肩关节面与地面上的前腿对位。可以选择坐在毯子上，以便给予身体更多的支持。等到完成这个体式后，脊柱弯曲，将头部朝膝盖方向牵引。这个体式可随时在课堂上进行练习，它通常是双腿伸直的坐位体前屈式的热身体式。

平衡体式：反向平板支撑式。

胫骨后肌（Tibialis Posterior）

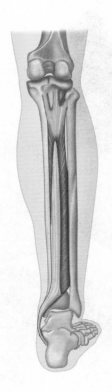

拉丁语：tibialis，与胫骨有关的；posterior，后部。

胫骨后肌是腿后部最深的一块肌肉，可以帮助足部拱起。

起点
胫骨背侧面，腓骨背面上三分之二处以及多数小腿骨间膜。

止点
舟骨粗隆。纤维扩展至载距突、三块楔形骨和骰骨，以及第二、三、四跖骨底。

动作
踝关节内翻，以及帮助踝关节跖屈。

神经
胫神经（L4，L5，S1）。

基本功能动作
例如：踮脚尖或向下踩汽车踏板。

第三腓骨肌 [Fibularis（Peroneus）Tertius]

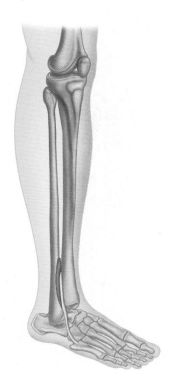

拉丁语： fibula，别住 / 扣住；tertius，第三。
希腊语： perone；别住 / 扣住。

这块肌肉位于趾长伸肌的外侧部，与其他部位部分隔开。

起点
腓骨下三分之一前面及骨间膜。

止点
第五跖骨底背侧面。

动作
踝关节内翻和外翻。

神经
腓深（腓骨）神经（L4，L5，S1）。

基本功能动作
例如：走路和跑步。

腓骨长肌［Fibularis（Peroneus）Longus］

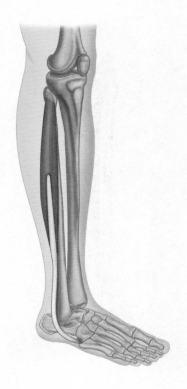

拉丁语： fibula，别住 / 扣住；longus，长的。
希腊语： perone；别住 / 扣住。

腓骨长肌终点处的肌腱，有助于维持横弓及外侧纵弓。

起点
腓骨外侧面上三分之二处，胫骨外侧髁。

止点
内侧楔骨和第一跖骨底。

动作
踝关节外翻，协助踝关节跖屈。

神经
腓浅（腓骨）神经（L4，L5，S1）。

基本功能动作
例如：在高低起伏的路上行走。

腓骨短肌 [Fibularis (Peroneus) Brevis]

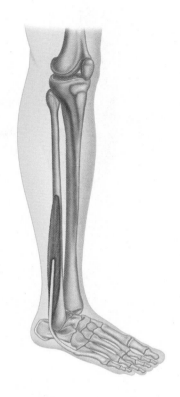

拉丁语： fibula，别住／扣住；brevis，短的。
希腊语： perone；别住／扣住。

起于腓骨短肌的一条肌肉，经常与小脚趾的趾
伸肌腱相融合。

起点
腓骨外侧面下方三分之二处，与肌间隔相邻。

止点
第五跖骨底外侧。

动作
踝关节外翻，协助踝关节跖屈。

神经
腓浅（腓骨）神经（L4，L5，S1）。

基本功能动作
例如：在高低起伏的路上行走。

腓肠肌（Gastrocnemius）

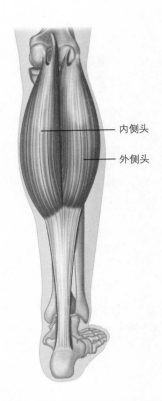

内侧头

外侧头

希腊语: gaster，肚子；kneme，小腿。

腓肠肌是被称为"小腿三头肌"的组合肌肉的一部分，它形成了小腿突出的轮廓。

起点
内侧头：股骨的腘面，内侧髁上方。
外侧头：外侧髁与股骨背侧面。

止点
跟骨结节（通过跟腱的腓肠肌和比目鱼肌肌腱相融合构成）。

动作
在踝关节处脚底向下折弯，在膝关节处协助弯曲。在走路或跑步的过程中，它都是主要的推动力。

神经
胫神经（S1，S2）。

基本功能动作
例如：踮脚。

比目鱼肌（Soleus）

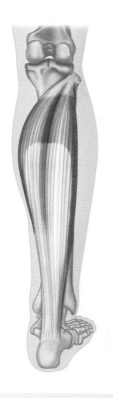

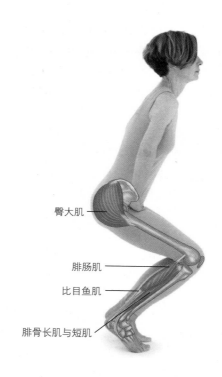

臀大肌

腓肠肌

比目鱼肌

腓骨长肌与短肌

拉丁语： solea，皮鞋底 / 凉鞋 / 比目鱼（鱼）。

比目鱼肌是小腿三头肌的一部分，因为其形似比目鱼，故名比目鱼肌。比目鱼肌与腓肠肌的跟腱是人体厚度最大、最强壮的肌腱。

起点
膝关节胫骨后端与腓骨头上三分之一处，比目鱼肌线以及胫骨内侧缘的中三分之一处，胫骨与腓骨之间的腱弓处。

止点
与腓肠肌肌腱一起止于跟骨底部。

动作
在踝关节处脚底向下折弯。站立时比目鱼肌通常处于收缩状态，防止身体在踝关节处向前跌倒（即抵消穿过身体重心的拉力线）。这有助于维持身体的直立姿势。

神经
胫神经（L5，S1，S2）。

基本功能动作
例如：前脚掌着地。
在第 9 章中我们已经将"幻椅式"作为一项腘绳肌运动进行了介绍。这里所展示的图解是其改编体式——踮起双脚，将踝关节的跖屈引入其中。

脚

双脚被视作是大多数瑜伽体式的基础。从山式开始，双脚通过被称作"脚掌四个角"的部位来"触地"。练习者要留意哪个部位支撑着人体的重量，并且以脚趾前伸的平行姿态（脚后跟在脚趾后方）来维持身体的平衡。脚趾也被暗示要"分开"（外展）。等到这个动作熟练后，对齐的过程就以一种主动的姿态向上延伸至双腿、骨盆和脊柱，其目的是让长度、空间和能量向上穿过身体。

在这里我们将足部肌肉一一列出，如果需要的话可以参考更加详尽的资料。请记住，足部肌肉处于三个主要区域：（1）上部踝关节，在背屈和跖屈的部位；（2）下部踝关节，旋前与旋后动作相结合；（3）趾骨（脚趾），负责屈曲、伸展、内收与外展动作（与手指类似）。其中的部分肌肉是多关节的，涉及两个甚至更多关节，关于这一点我们在"小腿"部分已经讨论过。

跖趾关节（metatarsophalangeal joints）

跖骨头与背侧骨间肌（外展与弯曲）。

足部肌肉

内附肌（脚后跟）和外附肌（背侧）

大踇趾（大脚趾）肌：踇展肌（Abductor hallucis）、小趾展肌（abductor digiti minimi）、踇短屈肌（flexor hallucis brevis）、踇长屈肌（flexor hallucis longus）、踇收肌（adductor hallucis）、踇长伸肌（extensor hallucis longus）。

趾屈肌

趾短屈肌、趾长屈肌、小趾短屈肌、跖方肌、蚓状肌（lumbricales）。

趾伸肌

蚓状肌（侧面趾伸肌）、骨间肌、趾短伸肌。

趾展肌

背侧骨间肌（dorsal interossei）。

趾收肌

骨间足底肌（plantar interossei）。

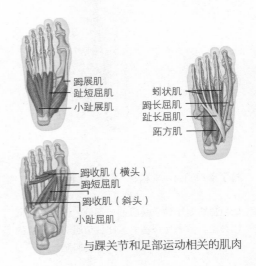

踇展肌
趾短屈肌
小趾展肌

蚓状肌
踇长屈肌
趾长屈肌
跖方肌

踇收肌（横头）
踇短屈肌
踇收肌（斜头）
小趾屈肌

与踝关节和足部运动相关的肌肉

基本功能动作
帮助行走。

可能会对肌肉造成损伤的动作
不正确的姿势可能刺激脚底筋膜（浅表组织，类似于"衬垫"）。不正确的步态/不适合的鞋子。

使用这块肌肉的体式
所有足部着地、背屈和跖屈的体式。

半鱼王式［Ardha Matsyendrasana（Half Lord of the Fishes Pose）］第一级

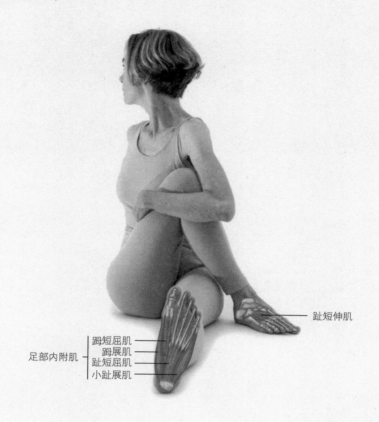

趾短伸肌

足部内附肌 —
  蹈短屈肌
  蹈展肌
  趾短屈肌
  小趾展肌

ardha = 一半；matsya = 鱼；Indra= 尺子；(Ar-dah mot-see-en-DRAHS-anna)。

意识： 呼吸、伸展、力量、放松、刺激内脏器官、恢复能量。

动作和对位： 脊柱伸展并旋转，肩关节稳定，髋关节屈曲内收，膝关节弯曲与伸展，踝关节背屈与跖屈。最重要的是脊柱延展正位，并且身体重心在坐骨上。

方法： 以坐姿为开始姿势，一条腿前伸，另一只脚放在下方腿的内侧或外侧。脊柱伸展并开始朝弯曲的膝盖一侧旋转，同时用手或肘关节像锚一样固定在腿上，使其保持不动。从胸椎到颈椎一起开始扭转，吸气时保持身体延展，呼气时则进一步加大扭转动作。

小贴士： 如果想要增大运动难度，可以将下方腿向下折叠。保持加深动作并进行三次完整的深呼吸，然后重新回到正中位置。身体另一侧重复以上动作。只要脊柱和髋关节都还处于激活状态，这个扭转动作可随时在课堂上进行。

平衡体式： 坐位体前屈式，然后是仰卧半桥式。

附录 1：终极姿势

　　终极姿势的描述和图解在这里一一呈现，为这一系列的需要 200 个小时才能够完成的第一级瑜伽老师训练课程画一个句号。

　　首先就是倒立式（肩倒立式）。

肩倒立式［Sarvangasana（Shoulder Stand Pose）］第二级

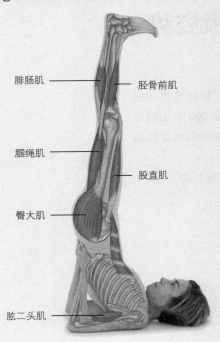

腓肠肌

胫骨前肌

腘绳肌

股直肌

臀大肌

肱二头肌

sarva = 全部；anga = 四肢；(sarvan-GAHS-anna)。

意识：呼吸、力量、稳定、核心、伸展、倒转、和谐、加快血液流动和消化、激活周围神经系统、内脏器官、平静。

动作和对位：脊柱伸展，肩关节稳定，核心肌群稳定，髋关节中立，膝关节伸展，踝关节背屈或跖屈。整个身体几乎呈一条垂直线。

方法：开始这个体式的方法有很多，取决于具体的水平级别（第一级使用墙壁）。身体以仰卧体位躺在瑜伽垫上，双腿膝盖弯曲，双脚平放于地面。臀部上抬做半桥式（参见第 8 章）进行热身准备，双手手掌放在臀部下方。双腿可以从这里向上踢，或者身体平躺，卷起成倒立。利用臀部下方的手掌帮助你将躯干和双腿朝天空方向抬高，肩胛骨移动并拢来支撑和维持身体平衡，因为身体重心就集中在此处。双眼视线盯住胸腔。身体放下时，只需要脊柱缓慢轻柔地一节节放回垫子，双手从旁协助。

小贴士：一个重要建议就是将叠好的一条或两条毯子放在肩关节下方，释放颈部压力，头部与上脊柱在一条线上。理想情况下，肩胛骨的下端应该与脚后跟在同一条直线上。尽管倒立式有很多好处，但是还是有许多的禁忌事项，如月经期间、青光眼、视网膜有问题、怀孕、高血压等情况下都不适合进行该体式。如果你没有以上的这些问题，这个体式可以保持 1~5 分钟，可以选择课程快结束时进行。

平衡体式：鱼式（参见第 7 章）或眼镜蛇式（参见第 4 章）。

下一个体式：犁式（也可在肩倒立式之前练习）。

犁式［Halasana（Plow Pose）］第二级

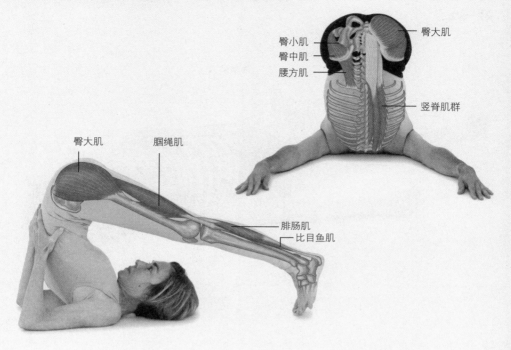

hala = 犁；(hal-AHS-anna)。

意识： 呼吸、伸展、倒转、压力释放、治疗、平静然而精力充沛。

动作和对位： 脊柱伸展，肩关节稳定，髋关节屈曲，膝关节伸展，踝关节背屈。脊柱挺直，肩关节和髋关节垂直。

方法： 可以选择从肩倒立式完成这个体式，或者从坐姿或俯卧位姿势开启这个体式，让双脚放在头部后方。双腿伸展，前脚掌着地支撑身体。利用肩倒立式提示口令来进一步加深这个体式。

小贴士： 许多练习者在练习这个体式时脊柱很容易弯曲，但是最好努力将尾骨推向天空，脊柱延展。小心颈部；如果颈椎没有问题，你也可以选择双臂在下方伸展，两只手掌相扣。保持，然后退回至肩倒立式。

平衡体式： 鱼式（参见第 7 章）或下犬式（参见第 6 章）。

　　课程快结束时非常不错的缓和放松序列为：倒立式、犁式、鱼式、半桥式、膝碰胸式、仰卧脊柱扭转式、快乐婴儿式、挺尸式。

　　每一节以挺尸式结束的瑜伽课或瑜伽练习，如大家所知道的那样——"最容易入门，但是最难精通"，因为很多人一旦简单躺下，就会因懒惰放弃继续锻炼。

挺尸式（静止或摊尸式）［Savasana（Still or Corpse Pose）］ 第一级

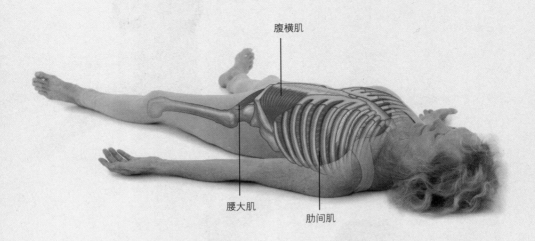

腹横肌

腰大肌

肋间肌

sava = 尸体；(shah-VAHS-anna)。

意识：静止、柔和、休息。

动作和对位：整个身体完全由地面支撑，臣服于重力。

方法：身体成仰卧姿势，双腿略微分开，大腿由于自身重量自然向外侧转动。手臂向下伸展，掌心向上，不与身体或其他的辅具相触。如果愿意的话，头部可以放在毯子上。让所有的想法、情绪和紧张都释放出来。

小贴士：当身体温度逐渐降低下来时，最好用毯子盖住；眼罩也很有帮助。有许多方法可以指导你完成挺尸式，其最主要的目的是放松和内在的平静，而不是睡过去。十分钟后慢慢恢复意识，然后蜷曲成婴儿式，最后一次放松，然后慢慢坐起来，双手从旁协助，最后把头抬起来。

平衡体式：静坐时冥想。

附录 2：瑜伽体式中的"提示口令"

有多少种不同的方式可以把东西教给学生并让他们能够理解？表述简单、清晰是最有效的途径，偶尔加入一些变化让说明变得更加新鲜。对于一部分人来说，解剖学是一门非常复杂的语言，所以使用太多的术语会适得其反。

以下就是一些提示的样本，可供教授瑜伽时使用；其中有一部分可能有用，一部分可能没用，但是试一下还是很有趣的。

呼吸

吸气扩张。

呼气释放。

靠吸气滋养身体。

用呼气来净化身体。

脊柱的提示

尾椎骨下沉（并非"缩进去"！）

找到自己的正位曲线。

在椎骨之间创造空间。

头部与脊柱呈一条直线。

头后部与骨盆后部保持在一条直线上。

下巴放松并朝喉咙方向而非胸部方向内收。

核心肌群的提示

小腹上提。

向内向上收腹。

深深呼出一口气，感受腹横肌包裹腰身。

捧腹大笑，腹横肌会收缩。提升或抱住骨盆底。

延展腰椎。

允许小腹朝脊柱方向内收。

感受髋关节与肋骨之间的空间。

肩关节的提示

肩关节向下压并向后展开。

在颈部和肩关节之间创造空间。

允许肩胛骨向后展开并下沉收拢。

两侧肩关节持平。

双臂画圈。

肩关节打开。

肩关节放松。

髋关节提示

骨盆正位平衡。

大腿划圈，润滑关节。

加深髋关节折叠。

打开髋关节。

骨盆倾斜。

上抬或脱离髋关节。

把骨盆和两个股骨想象成一个拱门。

找到坐骨并坐在坐骨上方。

膝关节提示

缓和膝关节后部。

适度弯曲或略弯。

膝关节在脚趾正上方而不超过脚趾位置。

膝关节的动作要轻柔缓和。

双脚提示

双脚分开。

双脚的四个角踩地保持身体平衡。

足弓上提。

脚趾向后拉。

放松双脚。

感受双脚的缓冲垫（前脚掌）。

参考书目

Anderson, S. and Sovik, R. 2007. *Yoga: Mastering the Basics,* Honesdale, PA: Himalayan Institute.

Calais-Germain, B. 2007. *Anatomy of Movement*, Vista, CA: Eastland Press.

Coulter, D.H. 2001. *Anatomy of Hatha Yoga*, Honesdale, PA: Body and Breath.

Devananda, Swami Omkari 2009. *Yoga in the Shambhava Tradition*, Summertown, TN: Healthy Living Publications.

Jarmey, C. 2006. *The Concise Book of Muscles*, Chichester, UK/Berkeley, CA: Lotus Publishing/North Atlantic Books.

Kaminoff, L. 2007. *Yoga Anatomy*, Champaign, IL: Human Kinetics.

Keil, D. 2014. *Functional Anatomy of Yoga*, Chichester, UK: Lotus Publishing.

Lasater, J. 2009. *Yogabody: Anatomy, Kinesiology, and Asana*, Berkeley, CA: Rodmell Press.

Long, R. 2009. *The Key Muscles of Yoga*, Baldwinsville, NY: Bandha Yoga Publications.

Silva, M. and Shyam, M. 1997. *Yoga the Iyengar Way*, New York: Knopf.

Staugaard-Jones, J.A. 2010. *The Anatomy of Exercise & Movement: For the Study of Dance, Pilates, Sport and Yoga*, Chichester, UK: Lotus Publishing.

Staugaard-Jones, J.A. 2012. *The Vital Psoas Muscle*, Chichester, UK/Berkeley, CA: Lotus Publishing/North Atlantic Books.

Tigunait, P. R. 2014. *The Secret of the Yoga Sutra*. Himalayan Institute, 2014.

作者简介

乔·安·史道格－琼斯

乔·安·史道格-琼斯是一名运动学教授，拥有舞蹈和教育硕士学位，也是瑜伽和普拉提的认证教练，现已从教 30 余年，拥有丰富的理论研究和教学经验。她毕业于堪萨斯大学和纽约大学，其后从事表演、编舞、教师以及动作科研工作，并著有 *The Anatomy of Exercise and Movement for the Study of Dance, Pilates, Sports, and Yoga* 一书，目前在美国教授交互式运动工作室的课程，以及主办国际瑜伽会议。

审校者简介

邱源

邱源，拥有北京体育大学运动医学专业学士学位，后获得加拿大皇后大学医学院康复医学专业硕士学位。邱源瑜伽理疗学院创始人；身心康复治疗师；健康养生康复专家；美国注册瑜伽理疗师；多伦多康复中心脊柱损伤康复小组成员；北京多家五星医院专家讲师。